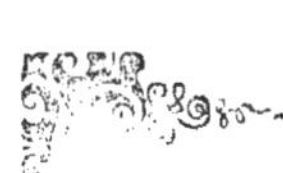

LES

PHARMACIENS D'AUTREFOIS

A NIMES

ÉTUDE HISTORIQUE D'APRÈS DES DOCUMENTS INÉDITS

PAR

le Dr Albert PUECH,

Médecin en chef de l'Hôtel-Dieu et du Lycée de Nimes; Lauréat de l'Académie de médecine de Paris (prix Huguier); Membre de l'Académie de Nimes, de l'Académie des Sciences et Lettres de Montpellier, de la Société de Médecine de Bordeaux, de la Société des Sciences médicales et naturelles de Bruxelles.

PARIS
F. SAVY, LIBRAIRE-ÉDITEUR
77 — BOULEVARD SAINT-GERMAIN — 77

1881

LES PHARMACIENS D'AUTREFOIS
A NIMES

PUBLICATIONS DE L'AUTEUR

Les Médecins d'autrefois à Nimes. — Paris, 1879, F. Savy, libraire-éditeur, grand in-8° de 288 pages.............................. 6 fr.

Les Chirurgiens d'autrefois, grand in-8° de 154 pages....... 3 fr. 50

Notice sur le Docteur C. Fontaine. — Paris, 1869, grand in-8° de 30 pages (*Epuisé*).

Notice sur le Docteur Aug. Pleindoux. — Nimes, 1876, in-8° de 31 pages. (*Epuisé.*)

L'homme, ses origines, d'après le système de Darwin. — Nimes, 1873, grand in-8° de 59 pages. (*Epuisé.*)

De l'atrésie des voies génitales de la femme.— Paris, 1864, in-4° de 165 pages.. 5 fr.

L'Académie des sciences de Paris a accordé à ce travail une mention honorable.

Les mamelles et leurs anomalies, étudiées au point de vue de l'anatomie, de la physiologie et de l'embryogénie.— Paris, 1876, grand in-8° de 123 pages.................................... 3 fr.

Des ovaires, de leurs anomalies.— Paris, 1873, in-4° de 159 pag. 5 fr.

De l'apoplexie des ovaires. — Montpellier, 1858, in-8° de 37 pages. (*Epuisé.*)

De la grossesse de l'ovaire. — Paris, 1878, in-8° de 24 pages.

Des naissances multiples, de leurs causes, de leur fréquence relative.— Paris, 1872, grand in-8° de 92 pages.............. 2 fr. 50

Des accouchements multiples en France. — Paris, 1874, in-8° de 44 pages.

L'Académie des sciences de Paris a, en 1878, accordé une mention honorable à un fragment de cet ouvrage, adressé au concours de statistique.

Etude sur un monstre double, compliqué de deux autres monstruosités, avec une planche lithographiée. — Montpellier, 1856, in-8° de 40 pages.. 1 fr.

Des anomalies de l'homme, de leur fréquence relative. — Paris, 1871, grand in-8°.. 2 fr. 50

De l'utérus pubescent.— Paris, 1874, in-8°...................... 1 fr.

De l'hématocèle peri-utérine et de ses sources. — Montpellier, 1858, 1 vol. in-8°. (*Epuisé.*)

De l'hématocèle peri-utérine.— Paris, grand in-8° de 56 pages.

Mémoire couronné par la Société des sciences médicales et naturelles de Bruxelles.

LES PHARMACIENS D'AUTREFOIS A NIMES

ÉTUDE HISTORIQUE D'APRÈS DES DOCUMENTS INÉDITS

PAR

le Dr Albert PUECH,

Médecin en chef de l'Hôtel-Dieu et du Lycée de Nimes; Lauréat de l'Académie de médecine de Paris (prix Huguier); Membre de l'Académie de Nimes, de l'Académie des Sciences et Lettres de Montpellier, de la Société de Médecine de Bordeaux, de la Société des Sciences médicales et naturelles de Bruxelles.

PARIS
F. SAVY, LIBRAIRE-ÉDITEUR
77 — BOULEVARD SAINT-GERMAIN — 77

1881

LA PHARMACIE

ET LES

PHARMACIENS D'AUTREFOIS

A NIMES.

Les institutions humaines subissent la destinée commune; elles naissent, grandissent et meurent. Soit qu'elles ne comptent plus de représentants, comme l'institution des barbiers-chirurgiens, soit qu'elles se continuent sous une autre forme, comme celle des maîtres apothicaires, on est autorisé à dire qu'elles ont, les unes et les autres, disparu de la scène du monde.

Un abîme sépare le présent du passé.

Malgré une filiation incontestable, le pharmacien d'aujourd'hui diffère essentiellement du pharmacien d'autrefois. Sous le Consulat, il n'a pas seulement reçu un nom nouveau, il a encore fait peau neuve. En augmentant ses connaissances, il a dépouillé le vieil homme. Il a modifié ses allures, sa manière d'être, et a, pour ainsi parler, répudié l'héritage de ses devanciers.

Cette métamorphose, toute à la gloire du XIXe siècle, ne condamne point cependant cette étude à n'être qu'une longue et monotone critique. Ecrire ce travail dans de semblables dispositions ne serait ni digne, ni consciencieux ; car ce serait manquer au premier devoir de l'historien, à l'impartialité.

Ce serait en même temps déserter de parti pris la cause de la vérité. On a beau professer une médiocre sympathie pour les apothicaires, on n'en est pas moins forcé de rendre justice à la sincérité et à l'honnêteté de leurs efforts ; on a beau avoir à leur reprocher de nombreuses peccadilles, on ne saurait oublier, avec les luttes qu'ils ont dû soutenir pour conquérir leur place au soleil, la part considérable qu'ils ont prise à la naissance et aux progrès de la chimie.

A l'inverse des chirurgiens, dont nous avons précédemment narré l'histoire, les apothicaires ne devront rien à la faveur royale. Au lieu d'être gratifiés de nombreuses chartes, ils seront longtemps dédaignés ; au lieu d'être relevés, ils seront abaissés et associés à la corporation des épiciers. Cette alliance humiliante, contre laquelle ils ne cesseront de protester, ne les décourage point ; loin de là, ils mettent à profit cette circonstance pour resserrer les liens de leur union privée et réglementer d'une façon sérieuse le recrutement de la profession.

Dans cette nouvelle période, ils se tiennent plus que par le passé au courant de la science. Ainsi que le montrent les inventaires après décès, ils débarrassent l'art pharmaceutique de produits surannés, et s'engagent lentement, mais sûrement, dans la voie du progrès. Ils finissent même par participer au mouvement scientifique, et signalent par quelques travaux les dernières années de leur existence légale.

Telle est, rapidement esquissée, l'histoire des apothicaires nimois.

Quoiqu'elle fasse revivre un passé bien oublié, cette étude ne se désintéresse point du présent. Elle n'est pas à la recherche de l'actualité ; mais, lorsqu'elle la rencontre sur son chemin, elle n'a garde de la passer sous silence. Nous citerons, à titre d'exemple, la question des *spécialités*, qui depuis longues années est à l'ordre du jour.

Quant à la question de la *liberté de la pharmacie*, cette chimère de quelques esprits soi-disant libéraux, nous nous sommes borné à en mettre sous les yeux les dangereuses conséquences, mais nous n'avons pas cru devoir en traiter longuement. Ce n'est pas que le régime sous lequel nous vivons constitue notre idéal et ne soit susceptible de nombreuses réformes; mais, incontestablement, il vaut encore mieux que les régimes qui l'ont précédé. La vente des médicaments n'est point un commerce comme un autre, et par suite ne saurait, sans danger pour la morale et la sécurité publiques, être confiée au premier venu.

Est-il besoin de l'ajouter? Ce travail n'est ni un plaidoyer, ni un réquisitoire, mais une étude calme et sereine, écrite avec indépendance et impartialité. Composée d'après les documents originaux, inédits pour la plupart, elle s'inspire de leur esprit, quand elle ne peut les reproduire dans leur intégralité. De là un défaut de cohésion, d'homogénéité dans le style, mais de là aussi une image plus nette, plus *réaliste* des apothicaires nimois.

Enfin, comme on disait au temps jadis, « mon intention, amy lecteur, n'est point de te faire des comptes aux vieux loups, parce que je hay cela plus que toute autre chose du monde, comme n'estant propres que pour amuser les femmes vieilles auprès du feu. Oultre ce, je tasche de ne te point ennuyer d'un goulphre de discours comme les lieux auxquels je les ay puisés (1) ».

(1) *La Royalle Chymie de Crollius*, traduitte en françois par J. Marcel, de Boulene. A Lyon, par Pierre Drobel, en rue Mercière, 1624: page V.

I.

La pharmacie est l'art de connaître, de recueillir, choisir et conserver les médicaments simples et de préparer les médicaments composés. Elle est, par suite, vieille comme le monde ; car, à toutes les époques, les hommes ont dû chercher et trouver des remèdes à leurs maux.

Chez les anciens, les médecins pratiquaient eux-mêmes la pharmacie, et partant l'histoire de cet art est intimément liée à l'histoire de la médecine. L'auteur de l'ordonnance était aussi le préparateur du remède, et ajoutait souvent à l'efficacité en l'administrant lui-même. C'était un complément de garanties, un surcroît de précautions; mais c'était en même temps une coutume qui, par la force des choses et la marche des évènements, devait tomber en désuétude (1).

Elle resta néanmoins en vigueur pendant une longue série de siècles.

Juda ben Tibbon, qui vivait de 1160 à 1199, dans une lettre écrite à son fils Samuel, lui donne, entre autres conseils, celui de consacrer un jour de chaque semaine à l'étude de la pharmacie, de s'appliquer également à la botanique, et de ne se servir d'aucun remède dont il ne

(1) « La coustume ancienne de faire la medecine, combien qu'elle » fusse moleste aux medecins et de beaucoup de travail : elle estoit » neantmoins tres-salutaire aux malades, et de beaucoup de profit à la » république : car lors qu'un mesme homme (docte toutesfois et esperimenté) faisoit l'office de Medecin, de Chirurgien et d'Apothicaire, les » malades en recevoyent plus de soulagement, et si encore estoyent im» munes du triple salaire, duquel maintenant sont chargez ». Antoine Constantin, Dr en medecine à Aix en Provence. BRIEF TRAICTÉ DE LA PHARMACIE PROVINCIALE ET FAMILIÈRE, suivant laquelle la medecine peut estre faicte des remedes qui se treuvent en chasque province, sans qu'on soit contraint les aller mandier ailleurs. Lyon, par Thibaud Ancelin, imprimeur du Roy. MDXCVII, in-8°, p. 16.

connaîtrait pas bien la vertu (1). Cette recommandation du médecin de Lunel n'était pas superflue ; car, depuis un siècle environ, la plupart des médecins s'étaient affranchis de l'obligation de préparer les remèdes qu'ils employaient pour secourir la nature et hâter le rétablissement de la santé. Renonçant à la manipulation, que leur interdisait la multiplicité de leurs devoirs, ils l'avaient confiée à des élèves qui travaillaient chez eux, et qui portaient les médicaments aux malades.

Cette période de transition fut d'assez courte durée. Soit pour un motif, soit pour un autre, les préparateurs des ordonnances magistrales ne tardèrent pas à s'affranchir du patronage médical. Fiers de l'instruction qu'ils avaient acquise sous cette direction, ils aspirèrent à devenir maîtres à leur tour. Ils levèrent boutique (ἀποθήκη), d'où le nom d'apothicaires (2), qu'ils ont conservé jusqu'à la Révolution.

Cette séparation, qui ne s'effectua pas sans quelques froissements, devait tourner, en fin de compte, à l'avantage de tous. Quoique suggérée par un souffle irréfléchi d'indépendance plutôt que par une connaissance précise des besoins de la société, la création d'un pareil corps d'état avait sa raison d'être. Loin d'être une superfétation, elle comblait une lacune capitale et devait préparer l'avènement d'une science importante entre toutes, la pharmacie (3).

(1) Rouet, *Notice sur la ville de Lunel.* Montpellier, 1879, p. 28.

(2) *Apothecarii. Qui apothecas vel botegas tenent; apothecarum seu horreorum curatores.* In Charta anni 1178. Ughel, t. VII, p. 410. Tabularum Ecclesiæ Cadurcensis (apud Philippe).

(3) Les moines ont été, avec les médecins, les initiateurs du peuple aux connaissances premières de l'apothicairerie. Dans un but de charité, ils exerçaient la médecine et la chirurgie, et possédaient une foule de recettes pour la fabrication des drogues. Pépin le Bref, atteint d'une hydropisie incurable, se fit conduire d'abord au monastère de Saint-Martin-de-Tours, puis à l'abbaye de Saint-Denis, pour que « les serviteurs de Dieu le soulageassent par le secours de l'art autant que par leurs prières ».

Ce n'est point dire par là que les médecins soient restés étrangers à l'avancement de cette science, et n'aient pris une part considérable à ses progrès ultérieurs ; c'est marquer seulement qu'ils ont dû au concours de ces auxiliaires indépendants d'utiliser leurs découvertes thérapeutiques et d'en voir généraliser les résultats. Ce n'est pas, du reste, le seul service qu'ils aient reçu des pharmaciens d'autrefois. Débarrassés des tracas inhérents à l'achat des drogues, à leur bonne préparation, les médecins eurent plus de temps à consacrer à leurs malades, plus de loisirs pour étudier l'évolution naturelle des maladies. Confinés dans leur véritable domaine, ils développèrent leurs facultés d'observation et furent en état de mieux servir les intérêts de la science. A ces divers titres, ils doivent beaucoup aux pharmaciens, et il serait injuste de ne pas payer à ceux-ci la dette de reconnaissance à laquelle ils ont des droits incontestés.

Il n'en fut pas de même au moment où les préparateurs des formules magistrales proclamèrent leur indépendance. Non-seulement ils froissèrent les médecins, mais encore ils n'obtinrent pas du public la considération à laquelle ils sont aujourd'hui légitimement parvenus. Oubliant la nature de leurs services et méconnaissant les difficultés de leur rôle, les pouvoirs de l'époque se montrèrent vraiment injustes à leur égard. Au lieu de tenir compte de leur instruction spéciale, de leurs connaissances techniques, ils ne voulurent voir en eux que de petits commerçants vivant tant bien que mal de leur négoce ; et, en conséquence de cette appréciation superficielle, ils les reléguèrent dans la même *échelle* que les épiciers et autres marchands qui vendent à la balance (1).

(1) Le règlement municipal de 1273 les classe dans la troisième échelle.

A leur origine du reste, les apothicaires ont une existence si précaire et une position si mal définie, qu'on s'explique à la rigueur ce classement. Disons-le tout bas, mais ayons le courage de le constater, ces ancêtres de la profession ne ressemblent en rien à leurs descendants. Non-seulement ils sont dépourvus de toutes notions scientifiques, mais encore ils n'ont ni la prescience de leurs destinées, ni une perception bien nette de la mission qu'ils sont appelés à remplir. Ils semblent avoir dépensé toute leur énergie dans la proclamation de leur indépendance; et, comme s'ils s'étaient épuisés dans cet effort suprême, ils ne font rien pour poursuivre leurs conquêtes et obtenir un meilleur traitement.

Aux yeux de tous, ce sont des marchands, et eux-mêmes n'osent affirmer qu'ils sont autre chose. Au lieu de faire parade de leur généreuse émulation, ils consacrent tous leurs soins à achalander leurs boutiques; au lieu de se prévaloir de la noblesse de leurs visées, ils paraissent n'avoir d'autre souci que d'acquérir l'aisance et de parvenir à la fortune. La société méconnait le caractère de leurs actes et dénature leurs intentions philanthropiques. Recherchent-ils les meilleures drogues, s'attachent-ils à les préserver de toute altération, s'ingénient-ils à perfectionner les préparations usitées, la malveillance condamne leur zèle, et ne veut voir là qu'un acte de commerçant désireux d'accroître sa clientèle.

Ce déni de justice afflige l'historien, mais ne saurait l'étonner.

Les apothicaires n'ont pas encore conquis leur place au soleil. Issus de leur propre initiative, ils ne sont ni reconnus, ni protégés, et se trouvent, après deux siècles d'existence, comme s'ils n'existaient point. S'ils n'ont pas encore de privilèges royaux, ils n'offrent pas davantage quelques garanties de savoir. La profession, ouverte à chacun, est exempte de toute entrave. Celui qui tient à l'exercer n'a qu'à mettre à exécution son désir; car il a, à cet endroit, liberté complète et absolue.

Quant aux médecins de l'époque, soit méfiance de ces commerçants, novices pour la plupart, soit exclusivisme, ils ne se creusent pas la tête pour varier leurs formules. Les purgatifs, mais surtout les saignées, constituent les éléments essentiels de la thérapeutique. Ces dernières même, au grand désespoir des apothicaires et à la jubilation des barbiers, acquièrent une prépondérance tellement marquée qu'il devient urgent, au point de vue de l'hygiène de la cité, de s'occuper du sang ainsi quotidiennement tiré. De là l'origine d'un article qui se trouve dans une criée ou proclamation générale de police, publiée en 1371, proclamation en soixante-deux articles, dont le cinquante-et-unième est ainsi conçu :

« Que aucun barbier n'oze tenir le sang de la fleubo-
» tomie devant la porte de sa maison ou à la rue publi-
» que, durant le tems d'esté, et soit tenu de le jecter après
» dehors de la cité ou au Cadarau, ou aux lieux des-
» quels on ne puisse recepvoir aucune putrefaction à
» peyne de cinq sols (1) ».

On le voit, en ces temps peu policés, l'anémie était loin de régner en maitresse, et, à plusieurs reprises, le corps humain avait besoin d'être spolié d'un sang trop généreux et trop abondant. Au lieu de travailler à reconstituer des organismes débilités ou appauvris, comme nous sommes obligés de le faire de nos jours, il fallait à tout instant recourir à la lancette. N'en déplaise aux contempteurs du passé, ce n'était point là une simple affaire de mode, mais une nécessité imposée par la constitution vigoureuse et le tempérament pléthorique de nos aïeux.

La pratique des saignées, qui enrichissait les barbiers, tournait au préjudice des apothicaires; aussi ne sera-t-on point surpris d'apprendre qu'ils ne se contentaient point

(1) Arch. mun., SS 4.

de vendre les simples et les drogues alors en usage. Sans doute ils devaient soupirer après le jour où ils n'auraient plus d'autres soucis; mais, pour le moment, ils ne s'en tenaient point là, et garnissaient leurs boutiques de marchandises variées.

En un mot, pour pourvoir aux exigences de leur famille, ils cumulaient et débitaient à tout venant de l'hypocras blanc et rouge, des dragées, des confitures, des chandelles de cire, etc., etc., c'est-à-dire toutes sortes d'objets qui sont du ressort de l'épicerie. Ainsi que nous l'apprennent les comptes des clavaires, qui ont échappé aux ravages des années, ils étaient la ressource des consuls, et leur fournissaient les présents offerts aux personnes de marque qui traversaient de temps à autre la vieille cité nimoise.

Ce détail réaliste n'est pas relevé sans intention; car, s'il témoigne de la pauvreté de la pharmacologie et de l'exclusivisme qui régnait en thérapeutique, il nous explique tout à la fois la raison d'être de certaines appellations. Ainsi, malgré des différences en apparence radicales, les qualifications de *speciator* et d'*apothecarius* sont synonymes; tant, aux XIVe et XVe siècles, les professions d'épicier et d'apothicaire sont fréquemment exercées par le même individu. Sans contredit, il existe alors des épiciers qui ne sont pas « apothicaires en médecine », comme on dira plus tard; mais, par contre, il n'est pas d'apothicaire qui ne soit simultanément vendeur d'épices.

Les documents de l'époque ne laissent pas le moindre doute à l'égard de cette association. Ils appellent indifféremment le même individu tantôt *apothecarius*, tantôt *speciator*. Afin d'établir sur des bases irréfutables cette synonymie, fondée sur l'exercice concomitant des deux professions, on nous permettra d'en signaler quelques exemples. C'est, du reste, le seul moyen d'entraîner les convictions, et tout à la fois de faire connaître ce que l'on sait des anciens apothicaires nimois.

Jean Flandrin [*Johannes Flandrini*], qui sert, en 1388, de témoin dans le paiement d'une amende, est qualifié deux fois *apothecarius Nemausi* (1) et une fois *speciator Nemausi* (2) ; et pourtant, dans l'une et l'autre circonstance, l'acte a été rédigé par le même notaire. Nommé deux ans après membre du Conseil politique, il l'est sans désignation de profession. Au contraire, dans le testament si curieux de Geoffroy Paumier, avocat du roi en la sénéchaussée de Beaucaire et de Nimes, en date du 24 juin 1402, il est qualifié par le testateur tantôt *speciator*, tantôt *apothecarius*. « Item lego Anthonio, filio » majori Johannis Flandrini, speciatoris Nemausi, unum » librum meum juris, juxta ordinacionem dictorum do» minorum Blanchi Duriane et Bernardi Marthesii (3) ». Un peu plus loin (4) et dans le codicille (5), où il est nommé exécuteur testamentaire, il est désigné *apothecarius*.

Jean Barron, dont la famille a fourni plusieurs consuls à la cité et a compté trois générations d'apothicaires, est un exemple non moins significatif que celui de Flandrin. Pierre, le chef de la famille, a, en 1376-1377, l'honneur d'être premier consul; mais, lors de ses réélections successives, en 1388-1389, 1392-1393, 1397-1398,

(1) Ménard, t. III, preuves, p. 92, col. 2, et p. 93, col. 2.

(2) Ménard, loc. cit., p. 94.

(3) Ménard, loc. cit., p. 161, col. 2.

(4) Ménard, loc. cit., p. 162, col. 2.

(5) Ménard, loc. cit., p. 164, col. 1. En sa qualité d'exécuteur testamentaire, Flandrin reçut pour honoraires vingt florins d'or. Lors de l'encan qui suivit (loc. cit., p. 169), il acquit un manteau « panni lividi mesclat ad equitandum » pour 43 sous tournois; un juppon pour homme « sanguinei coloris, folrato pellibus agninis » pour douze sous, et pour son fils Antoine, un Code au prix de 4 livres, un livre du nouveau Digeste pour cent sous, et un livre du Digeste ancien pour soixante sous. Ces détails montrent qu'il avait donné une solide instruction à son fils.

il ne figure plus qu'au troisième rang. Antoine, son fils, également qualifié apothicaire, est nommé second consul en 1412-1413. Quant à Jean, fils du précédent, qui parvint au consulat en 1431-1432 comme apothicaire, et en 1438-1439 comme bourgeois, il est, dans un document en langue vulgaire, qualifié *especiayre :* « Lo III jorn del mes de Abril 1428..... a Johan Barron, especiayre de Nemse, per VI torchas de lui compradas et presentadas al dich Mossenhor de Laon, pezans XX livras, al for de XI blancs la livra, montent IIII livras XI sols VI deniers tornes ». Au contraire, dans une pièce ultérieure, le susdit Barron est dénommé apothicaire (1).

Enfin, pour compléter cette argumentation, nous citerons un troisième et dernier exemple. Il appartient à la même époque que le précédent, mais il a un intérêt spécial, en ce qu'il met en saillie une attribution nouvelle. Louis Pujolas, qualifié épicier dans les *Successions chronologiques* de Ménard (il fut consul en 1439-1440), est, l'année précédente, dénommé *apothecarius*, lorsque, en qualité d'expert, il est chargé de vérifier les pots d'étain que la municipalité avait dû faire saisir (2).

Ces faits et d'autres, qu'il serait superflu d'énumérer, établissent, avec l'évidence la plus complète, le caractère mixte de l'apothicairerie. A leur origine, les apothicaires n'exercent pas exclusivement la pharmacie, mais se livrent en même temps au commerce de l'épicerie (3).

Cette association, choquante à nos yeux et incompatible avec les exigences de la société moderne, était, à

(1) Ménard, loc. cit., t. III, preuves, p. 296, col. 1.

(2) Ménard, loc. cit., t. III, p. 259. Les apothicaires de Paris furent maintenus, au XVIIe siècle, en la possession des poids et mesures. C'est ce qui explique pourquoi lorsque, en 1629, il leur fut accordé une bannière et des armoiries, on y voyait une balance d'or avec cette légende : *Lances et pondera servant*. Philippe, *Histoire des apothicaires*. Paris, 1853, p. 162.

(3) Voir la note A aux pièces justificatives.

l'époque dont il s'agit, parfaitement légitimée par l'état rudimentaire dans lequel se trouvait la pharmacopée. Ce n'est pas qu'il n'existât quelques préparations compliquées, comme la thériaque, le mithridate, la confection d'alkermès et d'hyacinthe; mais elles s'achetaient toutes faites à la ville voisine, Montpellier. C'était là qu'on allait s'approvisionner, car la renommée déjà éclatante de son École de médecine donnait de la réputation aux produits de ses apothicaireries.

Cette réputation n'était point usurpée; car les apothicaires de cette ville avaient participé aux progrès lents, mais incontestables, qui se faisaient auprès d'eux. Mettant à profit le voisinage des savants professeurs, ils s'étaient faits leurs auditeurs bénévoles, et avaient puisé à cette source féconde des données nouvelles et précieuses pour leur art. Entre autres preuves démonstratives, j'invoquerai un manuscrit du xve siècle, que mon éminent confrère, M. le président Pelon, a mis à ma disposition avec une bienveillance qui double ma gratitude.

Ce manuscrit, écrit en latin, ne nous est pas malheureusement parvenu tout entier. Entre les mains de ses divers possesseurs, il a souffert des outrages et a perdu ses premiers et derniers feuillets. Si cette circonstance ne nous permet pas de le restituer à son véritable auteur, la physionomie de l'écriture, les détails techniques qu'il renferme, la façon méthodique avec laquelle les matériaux sont groupés, nous autorisent à lui assigner une date et à l'attribuer à un savant professeur. Enfin, si, poursuivant cette lecture, on le compare à un ouvrage antérieur (1), mais encore inédit à cette époque, on ar-

(1) L'auteur de ce manuscrit paraît s'être inspiré de l'ouvrage de Valescus de Tarente, que ce médecin, après trente-six ans d'exercice, commença d'écrire à Montpellier en 1418 « in vigilia Sancti Barnabi apostoli », et qui est intitulé : « Philonium pharmaceuticum et chirurgicum de medendis omnibus, cum internis tum externis humani

rive à conclure qu'il est la reproduction de leçons faites, à la fin du XVe siècle, à l'Université de médecine de Montpellier.

Ce n'est point ici le lieu de justifier cette conclusion ; mais il n'est pas déplacé de noter que, à cette époque, la pharmacologie n'était pas, à Montpellier du moins, aussi arriérée qu'on serait tenté de le présumer. Dans ce traité de matière médicale, il y a çà et là, minutieusement décrites, quelques préparations qui témoignent de progrès manifestes. L'art a secoué sa torpeur et est enfin sorti des langes dans lesquels il avait trop longtemps demeuré (1).

L'apothicairerie à Nimes n'était pas aussi avancée,

corporis affectibus ». Cet ouvrage qui devait avoir, soit à Lyon, soit à Venise, une dizaine d'éditions, resta longtemps à l'état de manuscrit. L'édition in-folio que j'ai consultée fut imprimée à Lyon, en 1490, « per magistrum Matth. Buss alamanum ». Cet incunable très-beau est l'*édition princeps*.

(1) « Montpellier devait au moyen-âge fournir des médicaments aux régions voisines : c'était en quelque sorte une officine centrale, comme Paris en possède de nos jours. Des colporteurs venaient s'y pourvoir de remèdes pour les débiter ensuite dans les villes et villages même lointains. C'est à quoi fait allusion un curieux passage de la Bible de Guiot cité par Depping et par notre collègue M. Germain :

S'ils reviennent de Montpelier
Lor lectuaires sont moult chier, etc...

« Dans ces conditions, la confection de certains remèdes dans les grandes villes avait une certaine importance. Aussi les règlements municipaux en ordonnaient-ils la surveillance avec des précautions très-légitimes. Presque partout le mélange des ingrédients ne pouvait se faire qu'en présence de médecins pour ce délégués, des gardes ou consuls de métier, et parfois des agents de l'autorité civile......

...... « C'étaient des professeurs de médecine qui posaient, sur les réservoirs où se conservaient les compositions, le Cachet de l'Université. On procédait avec ces précautions minutieuses à la préparation des médicaments, que les maîtres faisaient vendre, chaque année, à la célèbre foire de Beaucaire ; vente commune pour laquelle ils se constituaient en société spéciale ». *Planchon. La Pharmacie à Montpellier, 1861*, p. 10.

Cette note ajoutée après coup, confirme ce qui vient d'être dit.

mais néanmoins elle n'était point restée stationnaire. Quoiqu'elle n'eût pas puisé aux mêmes sources d'instruction et n'eût pas les mêmes stimulants, elle avait échappé à la routine et s'était enrichie de quelques préparations nouvelles. De temps à autre, un docteur tout frais émoulu de l'Université voisine se faisait l'initiateur des apothicaires, et leur transmettait les lumières qu'il venait d'acquérir.

Cette particularité, qui fait leur éloge, est facile à comprendre pour celui qui, comme nous, s'est attaché à étudier les apothicaires nimois dans leurs moindres actes. Sans être précisément très-instruits, ils avaient une certaine éducation. Doués d'un esprit ouvert et familier aux choses de l'intelligence, ils ne fermaient pas les yeux à la lumière et ne demandaient pas mieux que d'accroître leurs connaissances. Enfin, loin de sortir « d'une condition servile », comme on le leur reprochera à la fin du siècle suivant, ils étaient, pour la plupart, issus de la bourgeoisie.

Dépouillée à cette intention, la longue liste des consuls nimois fournit de nombreuses preuves; mais, crainte de fatiguer le lecteur, quelques-unes seulement seront relevées.

Barthélemy Carles, qui, dans les *Successions chronologiques*, est le premier qualifié d'apothicaire (année 1379-1380), était fils d'un bourgeois et frère d'un avocat (1). Il était riche, puisque, en 1405, il figure parmi les plus imposés, et appartenait à une famille très-ancienne, qui a donné six consuls à la cité.

Pierre Barron, dont il a été parlé plus haut, était semblablement fils cadet de bourgeois, mais à l'inverse du précédent il fit souche d'apothicaires. Son petit-fils exer-

(1) « Magister Stephanus Karoli, jurisperitus ». Ménard, t. III, preuves, p. 188, col. 1.

ça également cette profession ; mais, dès qu'il eut acquis quelque aisance, il renonça à l'art pharmaceutique et fit retour à la bourgeoisie.

Ainsi donc, au XIVe comme au XVe siècle, les fils de famille bourgeoise ne dédaignaient pas d'embrasser la profession d'apothicaire, et, on peut l'affirmer sans craindre un démenti, ils savaient s'y comporter de façon à être entourés de l'estime générale. Les Carles, les Barron, n'ont pas été les seuls à acquérir la considération ; d'autres membres appartenant à cette profession, y sont également parvenus. Quelques-uns d'entre eux ont figuré dans le Conseil politique et sont arrivés aux honneurs si recherchés du Consulat.

Enfin, la fortune ou tout au moins l'aisance vient souvent couronner leurs efforts, témoins les compoix terriers de 1400 et de 1477. Plus favorisés que les médecins, qui y brillent par leur absence, les apothicaires s'y trouvent largement représentés. A tous les points de vue, l'apothicairerie commence à acquérir sa place au soleil. Elle a beau ne pas coûter grand-peine à celui qui l'exerce, elle a beau ne pas exposer la vie de celui qui s'y livre, elle n'en donne pas moins des produits certains et rémunérateurs.

II

Nous sommes en l'année 1475.

Trois siècles au moins se sont écoulés depuis le jour où les serviteurs des médecins ont proclamé leur indépendance ; et pourtant, en dépit de ce laps de temps, leurs descendants directs, c'est-à-dire « les apothicaires uzans de médecine » ne sont pas, au point de vue des pouvoirs régnants, légalement plus avancés. Tandis que les barbiers ont été déjà gratifiés de chartes royales, eux ne sauraient se prévaloir de semblables faveurs. Ils ne sont ni reconnus, ni patentés par l'Etat, et n'ont place parmi les corporations qu'à titre de *Marchands à la balance*. Et pourtant, dans l'intervalle de ces deux dates, quel chemin n'ont-ils pas parcouru? Ce ne sont plus de récents affranchis, mais des maîtres déjà bien anciens. Sans doute, ils s'inclinent devant les médecins, mais c'est plutôt par déférence que par nécessité. Ils ont du reste une petite cour, car ils possèdent des apprentis et des serviteurs à gages. Enfin, au lieu d'être besogneux, ils ont la fortune, ou tout au moins le superflu, que ne connaissent pas les médecins.

Quant à leur indépendance, elle est pleine et entière, car ils n'ont pas à redouter une concurrence déloyale et sans vergogne. La profession est, il est vrai, accessible à tous, mais comme elle exige une certaine mise de fonds, et que l'argent, ce nerf du commerce, est à cette époque extrêmement rare, elle est en réalité d'un assez difficile accès. Hâtons-nous de le dire, ces jours heureux prendront bientôt fin ; mais, pour le moment, la concurrence est le moindre souci des apothicaires. Groupés presque porte à porte autour de la Cathédrale, dans les rues de l'*Espisserie*, du *Clocher* et de la *Lombarderie*, ils attendent sans impatience les *recipés* des médecins, tant ils ont affaire à des clients fortement attachés à leur officine.

Au milieu de la prospérité qu'ils doivent à leur labeur et à leur industrie, perce de temps à autre un certain mécontentement. Quoiqu'ils soient entourés de l'estime et de la considération publiques, les apothicaires ne sont pas satisfaits de la position qui leur est faite par le réglement municipal de 1273. Rangés dans la catégorie des *arts mécaniques*, ils se trouvent humiliés de cette humble situation. Ils font sollicitations sur sollicitations, pour être élevés à la *seconde échelle;* mais, malgré leurs instantes suppliques, ils sont impuissants à obtenir un meilleur traitement. Le Sénéchal résiste à leurs demandes et, en dépit de leurs prétentions, les maintient à la *troisième échelle*.

Bien que ce réglement, en date du 14 novembre 1476, soit resté en vigueur jusqu'à la Révolution, il n'a nul droit à l'approbation de l'historien ; car il s'est montré particulièrement injuste à l'égard des membres de la famille médicale. Non-seulement il maintient les apothicaires dans la troisième échelle, mais il frappe encore plus les médecins et les fait descendre, contre tout droit, dans la seconde échelle. Qu'on me permette de le dire, cet acte avait pour but d'assurer aux avocats la direction exclusive des affaires, mais il n'en est pas moins souverainement inique; et pourtant il émane d'un de ces légistes dont il est à la mode de célébrer aujourd'hui les mérites et les vertus.

Les apothicaires conservaient, il est vrai, leur situation antérieure, mais ils n'en étaient pas moins déçus dans leurs espérances, et vivement frappés dans leurs aspirations. Si, livrés à eux-mêmes, ils avaient réalisé quelques progrès, combien plus vite n'eussent-ils pas marché si, encouragés dans leurs efforts, ils avaient atteint le but qu'ils ambitionnaient? On ne les eût pas vus, dès que l'aisance viendra récompenser leur labeur, déserter une profession qui les condamnait à une infériorité relative, et, par une conséquence naturelle, on n'eût pas vu leurs descendants se livrer à une concurrence effrénée, qui amènera la déconsidération de l'apothicairerie. Rendus plus soucieux de la dignité professionnelle par le fait de leur élévation, ils eussent répudié plus vite le commerce de l'épicerie, et, tout entiers à la pharmacie, ils eussent évité de contracter des alliances compromettantes et dangereuses pour l'avenir.

Quant aux barbiers-chirurgiens, qui furent à la même époque classés dans la troisième échelle, on est forcé de le reconnaître, ils ne méritaient pas des honneurs plus relevés. En dépit des chartes dont ils pouvaient se prévaloir, c'étaient des gens grossiers, dépourvus d'instruction et d'éducation, et, à tous les points de vue, beaucoup plus arriérés que les apothicaires. Tout au plus excellaient-ils à manier la lancette, à remettre les membres démis ; et encore ne réussissaient-ils pas toujours, puisque, dans le compoix de 1480, on trouve plusieurs personnes surnommées « lou pannard », c'est-à-dire le boiteux. La considération dont ils jouissaient était encore moindre que leur habileté ; pour en donner une preuve, G. Maucardat est, dans l'espace de deux siècles, le seul d'entre eux qui soit parvenu aux honneurs du Consulat.

Les apothicaires étaient non-seulement plus instruits que les chirurgiens, mais encore beaucoup plus considérés : aussi, pendant la période dont il vient d'être parlé, n'ont-ils pas fourni moins de dix-sept consuls à la ville. Cette statistique est un témoignage tellement significatif qu'il paraît superflu d'insister.

A la suite du règlement de 1476, les apothicaires, soit froissement, soit tout autre motif, se montrèrent moins empressés de briguer la magistrature consulaire, mais n'en restèrent pas moins en possession de l'estime et de la considération publiques. Pour tout dire en peu de mots, les quatre-vingts années qui ont suivi cette date, paraissent avoir été leur véritable âge d'or. Cette période est en effet celle où ils se présentent sous le meilleur jour, celle où ils offrent le moins de prise à la critique. Ce n'est pas à dire qu'ils aient acquis toute la science dont je voudrais les voir doués, ni qu'ils aient complètement échappé aux faiblesses humaines ; mais, si leur ignorance relative a pour excuse le temps pendant lequel ils vivaient, leurs faiblesses sont rachetées et en quelque sorte effacées par les actes qui sont parvenus jusqu'à nous.

La réparation du parvis de la Cathédrale est à la fois et le plus ancien et le plus éclatant de ces actes. Quoiqu'il glorifie en particulier son auteur, il est aussi un titre d'honneur pour la profession tout entière. En dépit de la pièce qui en a conservé la mémoire, les motifs véritables nous en sont restés inconnus. Claude de Ménonville obéit-il aux élans d'une foi vive et ardente, ou bien voulut-il remercier le ciel de la naissance d'un héritier? On ne sait ; mais, dans l'une ou l'autre hypothèse, l'historien ne peut que lui savoir gré d'avoir fait de ses deniers un emploi aussi désintéressé (1).

Autant Ménonville s'était montré bien inspiré en accomplissant son acte de générosité, autant les apothicaires en général furent mal conseillés en s'organisant, l'année suivante, en confrérie. Qu'on ne s'y méprenne point : je ne les blâme pas d'avoir donné satisfaction à leurs sentiments religieux, mais je leur reproche d'avoir associé les ciriers et les épiciers au bénéfice de leur œuvre. Vu le caractère mal défini de leurs attributions, il était naturel qu'ils vécussent en bonne intelligence avec ceux-ci, mais il n'était nullement nécessaire qu'ils les fissent participer à leurs espérances plus ou moins avouées. La conviction intime de leur supériorité, le moindre souci de leur dignité eussent du les garder d'une alliance aussi compromettante que profondément regrettable.

Le règlement de la confrérie établie, le 11 mai 1491, sous le vocable de Sainte-Madeleine (2) sépare, il est vrai les deux corps d'état, mais traite chacun d'eux sur le pied d'une parfaite égalité. Il est deux différences : 1° la première année, les prieurs Cl. de Menonville et Cancien Jauselin sont « mestres poticaris usans de

(1) Voir la note B aux *pièces justificatives.*

(2) D'après une communication que je dois à l'obligeance du docteur Barthélemy, de Marseille, les pharmaciens d'Aix possédaient, depuis plusieurs années, des statuts approuvés par le Roi à la date du 1er juin 1480. D'après ce document, ils fêtaient le jour de Sainte-Magdeleine et faisaient célébrer, ce jour-là, une messe « *pro prosperitate illustrissimi principis* », et le lendemain une autre messe pour les maitres-apothicaires décédés. A Paris, au contraire (Crevier, *Hist. de l'Université de Paris*, t. II, p. 51), S. Nicolas était le patron des apothicaires.

médecine » ; 2° chaque apothicaire doit payer tous les ans cinq sols tournois, alors que chaque maître épicier verse seulement trois sols dix deniers. Sauf ces différences, chaque corps d'état élit un prieur qui, en sa qualité de chef de métier, est chargé de retirer des maitres, serviteurs et apprentis le montant de la cotisation. Les deniers levés par les prieurs sont mis dans une boîte qui sera gardée par l'un d'eux alors que l'autre en possèdera la clef. Quant à l'argent, il servira à payer les flambeaux de la confrérie pour les processions, et le surplus sera consacré à acheter les pains que chaque corps d'état a coutume de distribuer, le jour de l'Ascension, aux pauvres de la cité (1).

On le voit, l'association est, sur le terrain religieux, complète et absolue. Chaque corps d'état a beau avoir son chef particulier, il n'en est pas moins vrai que, groupés autour de la bannière de Sainte-Magdeleine et rangés d'après l'ordre de leur ancienneté, les apothicaires, les épiciers et les ciriers suivent, derrière leurs prieurs et côte à côte, les processions, si communes à cette époque. Si, comme tout autorise à le présumer, les premiers ont provoqué la création de cette confrérie, ils ont, on ne saurait trop le répéter, obéi à une inspiration malheureuse. Ils ont commis plus qu'une maladresse, ils ont fait une véritable faute, dont la profession portera le poids et subira les conséquences pendant toute la durée de son existence.

Cette confrérie, à l'inverse de celle des saints Côme et Damien, créée la même année par les chirurgiens, ne fait point dire de messes pour le repos de l'âme des membres défunts et ne célèbre point la fête de sa patronne par un service solennel suivi d'un repas de corps. Cette différence capitale entre les deux confréries, si peu en har-

(1) Voir la note C aux *pièces justificatives*. — En 1527, le jour de la fête du « Corps de Dieu », les apothicaires donnent cent pains aux pauvres (*Arch. munic.*, FF 12).

monie avec la position pécuniaire de leurs affiliés respectifs, m'a paru avoir une signification et devoir être interprétée comme un désaveu tacite de l'association contractée entre les apothicaires d'une part et les épiciers et ciriers de l'autre. En les fréquentant davantage, les premiers se sont trouvés supérieurs à leurs co-associés(1), et en sérieux désaccord sur bien des points. Ils n'ont pas tardé à comprendre la faute qu'ils avaient commise; et, tout en respectant les engagements contractés, se sont abstenus d'apporter à l'œuvre primitive le complément naturel qu'elle eût dû recevoir.

Ce complément était du reste dans l'esprit et les mœurs de l'époque. S'il existait, au point de vue de l'éducation, des dissidences profondes et même radicales, il y avait, au point de vue religieux, unanimité de vues et communauté d'aspirations. En ces temps, régnait une foi ardente et convaincue ; et, si tous les membres de la confrérie n'étaient pas en mesure d'imiter Cl. de Ménonville, tous du moins auraient voulu pouvoir donner de leur foi des témoignages aussi éclatants.

A raison de ces dissidences, qui devaient s'accroître avec le temps, la confrérie de Sainte-Magdeleine était condamnée à une vie fictive ; et, en réalité, elle a, pendant toute son existence, très-peu fait parler d'elle. Par une sorte de fatalité, les fondateurs ne tardent pas à se désintéresser de leur œuvre. Si la mort en éloigne peu après Cancien Jauselin, le génie du commerce en détache Cl. de Ménonville. Médiocrement satisfait de l'avenir borné de l'apothicairerie, il se fait, quelques années après, marchand, et, par suite de l'extension de son com-

(1) Les deux corps d'état offraient une différence marquée au point de vue de l'instruction et de l'éducation premières. Entre autres exemples, il suffira de rappeler que, en 1378, à l'occasion de la procession de l'Ascension, il y eut, entre les épiciers et les tailleurs, une querelle très-vive suivie de rixe (*Arch. munic.* FR 3).

merce, prend place dans la *seconde échelle*. Tandis que, comme simple apothicaire, il avait été troisième consul en 1487-88, il est, comme bourgeois, second consul en 1496-97 et en 1505-06. Dans l'une et l'autre circonstance, il est appelé à payer de sa personne, mais pour des motifs étrangers à son état primitif. En 1497, à l'occasion de la tenue des Etats de Languedoc à Nimes, ses collègues l'envoient en ambassadeur prier le seigneur de Calvisson de leur prêter sa tapisserie pour tendre la salle où doivent se tenir les Etats. A la seconde date au contraire, ils lui font payer cent douze livres pour le fer et l'étain fournis pour la refonte de la cloche municipale (1).

Quant aux autres apothicaires, en dépit de leur rôle plus effacé, de leur aisance plus modeste, ils ne paraissent pas avoir professé pour la confrérie un enthousiasme des plus grands. Tout en restant fidèles aux promesses faites, ils se tiennent dans une réserve qui croît d'année en année, avec les témoignages qu'ils reçoivent de l'estime publique. Au fur et à mesure que la médecine, prenant son essor, devient moins exclusive, que la thérapeutique s'enrichit de nouveaux moyens d'action, ils sont plus souvent mis à contribution et puisent, dans la répétition de ces appels à leur arsenal, de nouveaux motifs de se consacrer tout entiers à ce qui sera leur véritable profession. Initiés par les médecins du temps, les Bousquet, les Fabre, les Fazendier, etc., aux progrès réalisés par la pharmacopée, ils négligent l'épicerie pour s'adonner davantage à l'art pharmaceutique. Rendus plus instruits par la pratique journalière, ils apportent plus de rigueur dans les préparations composées, mettent plus de soins à les confectionner et concourent, d'une façon plus efficace, au soulagement des malades.

Cette application plus assidue à la manipulation des drogues n'amena pas cependant une scission radicale et

(1) Arch. mun. RR 10, *in fine*.

définitive avec le passé, mais elle prépara cette transformation capitale. Elle n'eut pas que ce résultat ; elle eut encore pour effet de rendre plus manifestes, c'est-à-dire moins controversés, les titres des apothicaires à la reconnaissance du peuple. Si jusque-là il n'avait vu en eux que de modestes détaillants, aptes à tous les services et à toutes les fonctions (1), actuellement mieux éclairé, il leur fera une part plus exacte dans la guérison obtenue et les associera, non sans quelque raison, aux efforts des médecins.

Cette évolution dans la manière d'être des apothicaires, cette modification dans leurs allures, ne passèrent point inaperçues aux yeux de la municipalité ; elle rendit justice à leurs efforts, et, comprenant toute la portée de leur intervention, recourut à leurs lumières spéciales. Les *Comptes des clavaires* fournissent à cet égard les indications les plus précises, et ces révélations sont d'autant plus piquantes qu'il s'agit parfois du même individu. Par exemple Veyrier qui, en 1498, a vendu des chandelles, est signalé, quelques années après (1414), comme réclamant le prix des médicaments qu'il a délivrés aux pauvres nécessiteux sur ordonnances des médecins. Bref, à partir de cette dernière date, les apothicaires figurent dans les dépenses extraordinaires de la cité, non comme vendeurs d'épices, mais uniquement en qualité de fournisseurs de drogues et de médicaments.

Concurremment, ils sont appelés à jouer un rôle dans les circonstances les plus néfastes, et à faire acte de sérieux dévouement à la chose publique. Dans les épidémies

(1) Il s'en trouvait qui fabriquaient la poudre à canon et qui, pour cette raison, étaient appelés *Canonistes*. Suivant toute vraisemblance, Guillaume du Tour devait appartenir à cette catégorie. Il y en avait encore qui étaient fourniers, métayers, *tavaniers de mer*, maquignons et marchands de cochons. Cette dernière industrie valut, à ceux qui l'exerçaient, le surnom de *racleurs de babines*.

de peste, le barbier n'a plus seul la charge des *infects*; à partir de 1520, il est assisté d'un apothicaire *loué par la ville*; car il faut que les pauvres reçoivent, dans leurs calamités physiques, les mêmes soins que les riches.

Nos Consuls, quoique issus du suffrage restreint, ne se contentent pas de ces mesures humanitaires, ils veillent également à l'hygiène de la cité et à l'instruction des citoyens. La création des *Visiteurs* pour la viande et les poissons, la licence donnée aux chirurgiens « de prendre un corps de l'hospital pour faire une anathomie », sont, à des titres divers, des témoignages de leur bon vouloir et de leur sollicitude à l'égard des classes laborieuses.

Quant à l'apothicairerie, si, pendant longues années, les Consuls l'ont laissée dans l'abandon le plus complet, c'est qu'alors elle avait peu d'importance; aujourd'hui qu'elle a pris plus d'extension, il est indiqué de la surveiller. De même qu'ils font saisir et brûler *certaines épiceries non recevables*, de même ils croient de leur devoir de faire inspecter les boutiques et de règlementer la vente des drogues et médicaments.

Ce n'est point qu'ils se méfient des apothicaires et mettent en doute leur conscience et leur probité, mais c'est qu'ils sont sérieusement effrayés d'une liberté qui, à un moment donné, peut devenir dommageable à la santé de leurs administrés. Les officines ne renferment pas seulement des substances inoffensives; elles contiennent encore des drogues énergiques qui, imprudemment administrées, peuvent occasionner la mort. Cette éventualité est, il est vrai, peu à redouter, mais sa possibilité doit naturellement motiver des précautions. En l'absence du patron, l'apprenti ou le serviteur peut commettre une méprise et livrer au client un poison redoutable au lieu d'une substance inerte ou anodine. De là « plusieurs infinis maulx et inconvéniants, que bien souvent l'on a veu survenir »; de là la nécessité de tenir les substances vénéneuses à l'écart dans des coffres soigneusement fermés.

Telle est la clause principale : quant au règlement en lui-même, il ne nous a pas été possible d'en retrouver le texte (1). Nous le regrettons doublement ; car, s'il eût constitué un document des plus curieux, il eût fourni une preuve nouvelle de l'esprit d'initiative de nos Consuls.

A en juger d'après la date des pièces contenues dans le registre qui le renfermait, ce règlement a dû être dressé en 1537 ou 1539, et, suivant toute vraisemblance, être suggéré, sinon écrit, par un homme de la profession. En l'absence du texte, on est, il est vrai, réduit à des conjectures, mais la part qu'ont prise à l'administration de la cité G. Deyron et P. Morier ne laisse l'hésitation possible qu'entre ces deux noms. Ces apothicaires, également bien posés dans l'opinion publique, ont été l'un et l'autre Consuls, le premier en 1536-37, le second en 1538-39 ; mais si l'on réfléchit que le premier eut un consulat très occupé à raison de l'invasion de la Provence par l'armée de Charles-Quint, on conclura avec nous que P. Morier a été l'auteur de ce règlement.

A la même époque et probablement à l'instigation du

(1) Ce document, ainsi que d'autres relatifs à la médecine et à la chirurgie, était, d'après le volumineux inventaire de 1638, contenu dans un registre couvert de basane jaune intitulé : « *Libvre des nominations et créations des Consuls et leurs officiers* ». Renfermant 233 feuillets, il commençait par un reçu ou contrat d'acquisition de l'hôpital des Chevaliers, en date du 26 octobre 1525, et finissait par un rôle des poids vérifiés par les Consuls chez les bouchers et mangoniers.

Ce registre, côté n° 27, dût, à raison de la pièce initiale et de certains détails concernant les *maladreries*, être remis, au XVIIIe siècle, à l'administration des hospices, et cette circonstance a contribué à sa perte. D'après ce qui m'a été raconté, la plupart des documents anciens furent jetés, à la Révolution, dans les fossés de la ville. Quoi qu'il en soit de l'exactitude de ce renseignement, ce registre a été vainement recherché aux archives départementales et au secrétariat des hospices. C'est là, à tous les points de vue, une perte profondément regrettable.

même personnage, il fut donné à la pharmacie une nouvelle marque d'estime par la création d'un apothicaire chargé du service de l'Hôtel-Dieu. Jusqu'alors cet emploi avait fait défaut, mais les progrès survenus dans cette branche de la médecine, l'institution d'un médecin pour soigner les fiévreux, déterminèrent la municipalité à imposer à ses finances ce nouveau sacrifice. A s'en reférer aux comptes des clavaires, ce ne fut pas là une charge bien lourde, mais il convient d'ajouter qu'en ce temps les recettes municipales étaient loin d'atteindre deux millions de francs.

III.

De grands évènements remplissent la seconde moitié du XVIe siècle, mais le plus important d'entre eux n'est point celui qui nous occupera le plus. L'introduction de la Réforme à Nimes, les conséquences qu'elle y amena, la prospérité qu'elle y obtint, sont aujourd'hui des faits bien connus. En parler même succinctement ne saurait trouver sa justification, car ce serait toujours un véritable hors d'œuvre.

Pour ne pas sortir de notre cadre, il suffira de dire que la plupart des apothicaires embrassèrent les idées nouvelles. L'un d'eux fut même adhérent de la première heure ; il assista, en 1561, à la première réunion du Consistoire, et dût à son zèle d'être nommé *surveillant* ou ancien. Domergue Ongle — tel était son nom — ne fut pas le seul de sa profession à obtenir cette dignité : dans la suite des temps, quelques-uns de ses confrères reçurent cette marque de considération (1).

(1) En feuilletant les registres du Consistoire à mon intention, M. Charles Sagnier m'apprend que d'autres apothicaires furent appelés à ces fonctions. Ainsi, Estienne du Tour, chargé de recueillir la cotisation

Pendant la même période au contraire, ainsi que cela a été dit ailleurs (1), un seul chirurgien est élu *ancien*. Ce contraste, tout à l'avantage des apothicaires, est une preuve nouvelle de l'estime dont ils sont entourés. S'il n'est pas un témoignage avéré de leur savoir, il est du moins l'indice d'une certaine supériorité au point de vue de l'instruction et de l'éducation.

Cette supériorité dont les apothicaires se prévalaient non sans quelque orgueil, n'était pas cependant de nature à leur faire oublier le coup qu'ils avaient reçu quelques années auparavant. On a présente à l'esprit la conduite qu'ils ont tenue à l'égard de la confrérie de Sainte-Magdeleine, on doit par conséquent comprendre avec quelle défaveur ils accueillirent l'édit royal de 1560, qui cimentait, sur le terrain politique, l'union religieuse.

Cet édit, qui devait avoir force de loi pendant toute la durée de la monarchie, était le présent le plus funeste qui pût être fait aux apothicaires. Ce n'était pas seulement la plus cruelle des déceptions, c'était en même temps un véritable coup de massue pour leurs légitimes prétentions. C'était, avec le renversement de leurs espérances, l'oubli le plus complet de leur dévouement à la chose publique.

On ignore à quelles considérations politiques obéit le Gouvernement; mais il est certain que, en réunissant le corps des épiciers avec celui des apothicaires, il fit fausse route. Loin de répondre aux aspirations des plus éclairés, cet édit ne satisfaisait que les plus ignorants; loin de

des apothicaires pour l'entretien des pasteurs (22 avril 1578), fut nommé ancien pour l'année 1580. Il en fut de même de Jehan Ponsard, qui le fut en 1581, de Jacques Faulchier, qui le fut pour l'année 1589. Quant à Domergue Ongle, déjà nommé en 1561, il le fut à plusieurs reprises et notamment en 1580, 1590 et 1591. En l'année 1590, il fut choisi pour receveur des deniers des pauvres.

(1) *Les chirurgiens d'autrefois*, p. 19.

consacrer un progrès accompli, il était en retard d'un siècle et mettait obstacle au développement d'un art qui méritait d'être sérieusement encouragé. Il n'était pas seulement un déni de justice à l'endroit des plus dignes, il ouvrait la voie à des actes coupables et devait susciter des plaintes incessantes, des contestations multiples et des procès en nombre infini.

Devenus égaux en droit, les épiciers devaient logiquement chercher à faire concurrence aux apothicaires; et, comme la pharmacie était réputée conduire à la fortune, ils devaient instinctivement s'occuper de l'exercer. En conséquence de ce raisonnement, les plus audacieux d'entre eux s'immiscèrent dans la pratique de la pharmacie et les autres se préparaient à imiter cet exemple, lorsqu'ils furent arrêtés dans cette voie par la sage initiative des apothicaires. Rendons-leur cette justice, si dans cette circonstance ces derniers ont été inspirés par leurs intérêts personnels, ils n'en ont pas moins fait montre de sérieuses et solides qualités.

La profession, si elle avait à se plaindre des effets d'une concurrence effrénée, n'avait pas moins à se plaindre de quelques-uns de ceux qui l'exerçaient. Tous n'étaient pas faits pour en relever la dignité; car, si tous avaient les mêmes droits, chacun n'excellait pas également à la pratiquer. Les aptitudes étaient variées, car l'art, réglementé en théorie, ne l'était nullement en réalité. Aucune loi ne protégeait l'apothicaire instruit contre le charlatanisme et l'ignorance. Pas de condition d'étude, pas d'examen; concurrence partout, protection légale nulle part.

Le législateur, qui depuis plusieurs siècles exigeait du médecin des preuves de savoir, s'en passait à l'égard de l'apothicaire (1), oubliant qu'il exerce une profession

(1) « Les chirurgiens ou barbiers qui n'ont estat de si périlleuse conséquence que les apothiquaires » (Arrêt de 1536, cité par Philippe, *loc. cit.*, p. 128) étaient soumis à des examens avant d'être promus à la maîtrise (V. *Les chirurgiens d'autrefois à Nîmes*, p. 17).

tout aussi délicate et qui réclame tout autant d'attention, de probité et de connaissances. Ne tient-il pas, comme celui-ci, la vie des malades entre les mains? Ne doit-il pas à ce titre offrir des garanties sérieuses au public ? Ce n'est pas un commerçant comme un autre ; c'est un homme qui, pénétré de l'importance de son rôle, doit connaître la force des remèdes, la vertu des drogues qui entrent dans leur composition ; car, sans cette notion, au lieu de concourir à la guérison, il pourrait administrer un cruel poison ; au lieu de soulager, il pourrait aggraver le mal — même amener une mort plus ou moins prompte.

Or, en ce temps où régnait la liberté la plus absolue, rares étaient les apothicaires qui se trouvaient au niveau de leur mission. N'en déplaise aux admirateurs de ce régime, c'était là la grande exception, car était apothicaire qui voulait. Pour prendre ce titre, il fallait tout au plus quelque instruction pour déchiffrer les ordonnances, quelques éléments de manipulation pour être en état de préparer les remèdes, quelques pistoles, ou à leur défaut quelque crédit pour lever boutique et acquérir le matériel nécessaire. C'étaient là les seules conditions requises, et ce n'était pas toujours le moins ignorant qui prospérait. Le peuple, ce souverain juge, dans son impuissance à discerner le docte de l'ignare, le maître de l'apprenti, accordait parfois ses préférences au dernier, surtout s'il avait à son service la parole emmiellée du charlatan.

Au reste, qu'ils fussent ignorants ou instruits, charlatans ou non, les apothicaires n'en subissaient pas moins les effets désastreux de la concurrence. Vu l'absence de police sanitaire, les malades avaient beau être plus nombreux que de nos jours, les boutiques, par leur nombre, excédaient tous les besoins. Qu'on en juge par cette statistique rétrospective. En 1573 comme en 1803, Nîmes possède quatorze apothicaires, et pourtant, à la dernière date, le chiffre de la population est accru de trente mille âmes. Cette criante disproportion entre le nombre des officines et celui des habitants — il atteignait neuf mille tout au plus (1) — était préjudiciable à tous. Si les malades étaient exposés à payer chèrement de vieilles drogues plus ou moins avariées, les apothicaires étaient de leur côté forcément condamnés à rester besogneux toute leur vie. A défaut de patrimoine, ils étaient obligés de se livrer à des prodiges d'économie ou d'associer à la vente des drogues des industries incompatibles avec la pharmacie.

Tous ces maux, engendrés par la liberté illimitée de la profession, étaient appelés à disparaître par le fait d'une sage réglementation ; mais, en attendant, l'initiative des intéressés pouvait en atténuer les inconvénients. Pour couper court aux abus de la concurrence, il fallait veiller, et, se tenant sur la défensive, ne donner accès qu'à ceux qui, par leur probité, leurs connaissances spéciales, avaient des droits incontestés à cette faveur. En un mot, devançant le législateur, il fallait se constituer des privilèges et les faire reconnaître par le pouvoir royal. C'était le seul moyen d'arrêter le discrédit croissant de la profession et d'en relever la dignité sérieusement compromise.

Par un excès de méfiance qui les honore, les apothi-

(1) Cette évaluation, établie d'après le chiffre des baptêmes effectués cette année, est plutôt au-dessus qu'au-dessous de la vérité. En effet, d'après le cannage effectué en 1596 (*Arch. mun.* QQ 58), la ville possédait à cette époque 1595 maisons. Il y en avait 252 dans la Bocarie-haute, 204 dans la Bocarie basse, 206 dans le quartier du Prat, 210 dans le quartier Méjan, 246 dans le quartier des Garrigues et 289 dans le quartier des Corcomayres, soit 1,407 dans l'enceinte fortifiée. Les autres maisons se trouvaient dans le faubourg des Prêcheurs (133), dans celui de la Madeleine (28), dans celui de Saint-Antoine (14), dans celui de Bocarie (5), etc. etc. Or, en multipliant le total des maisons par cinq, chiffre présumé des habitants de chaque maison, on a une population de huit mille âmes en chiffre rond,

caires, en cette circonstance, ne crurent pas devoir se contenter de leurs seules lumières : ils firent donc appel aux médecins de la cité et leur soumirent les résolutions projetées. De là la *Congrégation* du 28 juin 1574, qui est un des épisodes les plus curieux de notre histoire locale.

Cette délibération qui fut, après une discussion approfondie, revêtue de la signature de tous les membres présents, témoigne d'une grande sagesse. Sauf un article, qu'on regrette d'y rencontrer, elle mériterait même nos éloges sans la moindre restriction. Elle comprend vingt et un articles, dont seize sont consacrés aux épreuves réclamées pour l'obtention de la maîtrise. Non seulement le candidat doit produire un certificat de bonne vie et mœurs, travailler durant une semaine chez quatre maîtres différents, mais encore *souffrir* quatre examens (relatifs à la connaissance des médicaments simples, à la préparation des médicaments composés, à la mixtion, à l'intelligence des recettes), et enfin préparer dans des boutiques différentes quatre chefs-d'œuvre. A la suite de ces épreuves successives subies d'une façon satisfaisante, le récipiendaire prêtera serment et sera reçu maître-apothicaire (1).

Ces statuts organiques, qui furent sanctionnés deux ans plus tard par lettres-patentes du roi Henri III (sept. 1576), s'ils sont moins complets, moins étendus que ceux que les maîtres-apothicaires de Marseille dressèrent à la même époque (2), n'en ont pas moins, au point de vue de l'art pharmaceutique, une importance des plus consi-

(1) V. aux pièces justificatives la note D.

(2) Ces statuts sont extrêmement remarquables, et il est à désirer que le docteur Barthélemy les fasse connaître au plus tôt au monde savant. Tout y est réglé avec un soin minutieux et un sens vraiment pratique ; aussi ce document, qui fait le plus grand honneur à la corporation des apothicaires de Marseille, offre-t-il un intérêt des plus grands pour l'histoire de la pharmacie.

dérables. S'ils n'ont point comme ceux-ci la prétention de réglementer l'exercice de la profession, s'ils s'en tiennent essentiellement aux épreuves auxquelles sera soumis à l'avenir le récipiendaire, ils se montrent, sur ce point particulier, plus rigoureux et surtout plus difficiles (1). Ils trahissent davantage la pensée fondamentale des auteurs. Ce qu'ont visé spécialement les apothicaires nimois, c'est de prévenir de nombreux abus, c'est de mettre une barrière aux empiètements des épiciers et d'élaguer des concurrents qui, par leurs agissements, pouvaient discréditer la profession.

Ce résultat, ils l'ont pleinement atteint ; mais combien n'eussent-ils pas été plus méritants si, sages jusqu'au bout, ils n'avaient quelquefois dépassé le but.

Rehaussés à leurs propres yeux par cette espèce de syndicat ou de ligue, les apothicaires se conduisent comme des gens que le triomphe a grisés. A l'imitation des parvenus, ils usent et abusent de leur puissance et semblent, dans leur enivrement, avoir perdu toute notion de justice et d'équité. Enorgueillis par leurs privilèges de fraîche date, ils s'en prévalent pour élever le chiffre de leurs prétentions et diminuer le plus possible les effets de la concurrence. S'ils ignorent l'art de dorer la pilule, ils commencent à pratiquer celui de faire des mémoires exagérés ; s'ils ne possèdent pas tous les secrets de la pharmacopée, ils savent du moins les invoquer à propos pour rebuter les candidats qui sollicitent leurs suffrages.

C'est surtout dans cette circonstance qu'ils font preuve de partialité. Erigés en juges souverains du mérite des récipiendaires, ils ne sont pas constamment à la hauteur de ce mandat, car ils en oublient la condition fondamentale, c'est-à-dire l'équité. Loin de tenir haut et ferme le

(1) Les statuts des apothicaires de Montpellier sont de l'année 1572. Les épreuves sont identiques, sauf cette différence que le candidat n'avait que trois chefs-d'œuvre à préparer (Planchon, *loc. cit.*, p. 20).

drapeau professionnel, ils se montrent absorbés par leurs intérêts privés, et cèdent trop souvent à l'influence de préventions particulières.

En l'absence du registre de la corporation, nous ne connaissons, il est vrai, que quelques-uns de ces actes; mais ce que nous en avons recueilli de côté et d'autre autorise cette critique. Guillaume de Cray a beau être gendre d'un des membres fondateurs, ses examens traînent en longueur, et son beau-père en est réduit à solliciter l'intervention du Consistoire, afin de hâter une solution remise à long terme (1).

Le second récipiendaire, quoique fils du doyen des apothicaires, fut encore moins bien traité. Malgré onze ans d'apprentissage et d'excellents certificats établissant ses mœurs, « sa prud'homie » et sa bonne réputation, J. Fabre eut à subir des délais encore plus longs. Avant d'arriver au but modeste de son ambition, il dut lutter plus de deux ans et recourir par deux fois à l'intervention des tribunaux.

La Compagnie, assemblée le 1er décembre 1587 chez l'un de ses Consuls, D. Ongle, admet, sur la demande d'A. Dutour, la présentation du candidat; mais, deux mois après, lorsqu'il se rend à la convocation, plusieurs membres font volontairement défaut. Après deux mois d'atermoiement, il est admis à subir ses *quatre semaines*; mais, lorsqu'il s'agit de procéder aux examens théoriques, la plupart des maîtres se dérobent. Le candidat, de guerre lasse, en appelle au Sénéchal : il demande et obtient la récusation de deux de ses juges, mais il est impuissant à faire cesser l'abstention volontaire des autres. Enfin, ceux-ci semblent venir à de meilleurs

(1) Domergue Ongle prie le Consistoire de parler aux apothicaires pour abréger le terme trop long qu'ils ont donné à son beau-fils pour l'examiner s'il est capable de passer maistre (*Arch. du Consist.*, mercredi 8 juin 1580).

sentiments; ils se réunissent dans la maison de Me T. Pistoris; mais, malgré la présence du lieutenant principal de la sénéchaussée, M. Rozel, ils conservent toute leur animosité. Contrairement au règlement, ils interrogent le candidat pendant trois jours de suite sur le même point; et, quoiqu'il ait répondu avec suffisance et capacité, ils le renvoient à *dix mois* pour subir l'examen suivant.

Le Sénéchal, sollicité à nouveau, prononce qu'en l'absence et refus des Consuls et maîtres-apothicaires, il sera passé outre aux examens. Il ordonne, en conséquence, que Mes Jacques Veyras, Jean de Varandal (1) et François de Lamidie, docteurs en médecine, avec Alexandre et Etienne Dutour frères et Sabolis, maîtres-apothicaires, procèderont aux examens restants « dudit suppliant, auquel balheront ses chefs d'œuvre et jugeront de sa suffisance et capacité en l'art de la pharmacie ».

A partir de ce moment, les choses marchent régulièrement. Interrogé par les apothicaires, le candidat leur répond tour à tour et subit avec succès les derniers examens. Par excès de précaution, l'avocat qui l'assiste demande à chacun des docteurs son appréciation et la fait consigner au procès-verbal.

Quant aux chefs-d'œuvre, le premier, le *Diarrhodon abbatis*, est fait chez Me Dutour; le second, *Electuarium de Citro catholicum*, chez Me Jacques Faulchier; le troisième, *Sala Benedicta Laxativa*, chez Me Jean Sannier; le quatrième, *la Confection Alkermes*, « à raison des empêchements survenus en la maison de Me Pierre Sabolis », est fait chez le père du candidat.

(1) Après sa réception au doctorat (11 avril 1587), le futur doyen de l'Université de Montpellier pratiqua deux ou trois ans la médecine à Nimes. Le 12 octobre 1588, il est parrain de Suzanne, fille à sire Jean Fortis et à Marie Moullery, et, la même année, il touche vingt livres « pour payement et visitement de plusieurs mallades à cause de soubson de contagion de peste » (Arch. mun. NN. 11, année 1588, *in fine*).

Sorti victorieux de ces épreuves successives, J. Fabre fut reçu maître en l'art de pharmacie et prêta serment, le 20 mars 1589, par devant le Sénéchal, et, le 12 avril, par devant les Consuls de la ville. Néanmoins les opposants ne s'avouèrent pas vaincus et en appelèrent en la Cour de parlement et chambre mi-partie. Ce fut seulement le 20 février 1590 que, cédant à de nombreuses sollicitations, ils se désistèrent de leur appel et donnèrent à leur collègue l'autorisation de tenir boutique ouverte (1).

La lutte avait donc duré vingt-sept mois. On s'abstiendra d'approfondir les mobiles de cette résistance; on se bornera à conclure que de pareils esprits n'étaient pas mûrs pour la liberté.

L'arbitraire convenait mieux à leur tempérament; car il servait leurs intérêts particuliers. Sans vouloir élever un piédestal à Fabre, ni exalter outre mesure son mérite, on doit reconnaître qu'il était supérieur à ses adversaires. Prenant son art au sérieux, il n'avait rien négligé pour s'y perfectionner. Au lieu de rester dans sa ville natale comme on le faisait communément, il avait servi six ans en d'autres villes et avait acquis, auprès de ses maîtres successifs, une expérience consommée.

Les apothicaires que les statuts lui donnaient pour juges étaient loin de l'égaler en connaissances. Ils avaient eu beau s'octroyer, de leur propre mouvement, le grade de maîtres, ils ne s'étaient pas donné du même coup la science infuse. Elevés par ceux dont ils avaient recueilli la succession ou acheté la boutique, ils se contentaient de suivre une routine qui est au progrès ce que le lierre est à l'arbre dont il étreint le tronc.

Les témoignages que nous avons recueillis justifient ce jugement sévère. Ils montrent les apothicaires plus

(1) Le document relatif à cet examen ne compte pas moins de seize pages in-4°, d'une écriture très-serrée.

occupés d'accroître leur avoir que d'étendre le champ de la science. Suau, qui les voyait de près, en trace un portrait médiocrement flatteur. A l'en croire, l'avarice est leur défaut capital, et le gain, leur unique préoccupation (1). N'ayant nul souci de les enrichir, ce médecin s'en tient à une thérapeutique simple et peu coûteuse. Il ordonne le vin, le vinaigre, l'hydromel, la thériaque, le mithridate et autres remèdes semblables, parce qu'ils sont à bon compte, « pour les malades assez affligés du » mal, sans les affliger davantage en excessives dépen- » ses, quasi à tous autant que nous sommes aussi en- » nuyeuses que la maladie. La pauvreté et indigence est » une cruelle maladie, et les médecins du temps veulent » guérir une maladie par une plus grande, qui est l'in- » supportable dépense ». Et plus loin, il conclut : « Bref, » je ne suis point forfant pour, par de longues prescrip- » tions avec nom arabe et horrible, esblouir les yeux » d'ignorants ; je ne veux point, aux dépens des mala- » des, faire gagner les compagnons apothicaires. Je ne » veux point faire profiter les vieilles drogues corrom- » pues et gastées. Je suis résolu n'estre pas support et » connivence des apothicaires, comme font plusieurs mé-

(1) A en croire Constantin (*loc. cit*, pag. 16), cette surélévation des prix tenait à la cherté des matières premières. Les médecins « preferans le rhubarbe, les tamarins, les mirobolans, la casse et autres drogues estrangères, adultérées ou vermoulues et chanssies de vieillesse, sont causes que les apothicaires sont contraints (estans les drogues estrangères si chèrement achetées) d'espuiser la bource des pauvres malades : tellement que nous en voyons plusieurs céder plustot à l'impétuosité des maladies et aymer mieux mourir, que de recourir à nous, comme aux propugnateurs de la santé des hommes, sachans fort bien qu'ils ne pourroyent éviter les drogues, ni le registre des apothicaires.

« Les apothicaires, quant au faict du salaire, doivent être deschargez de toute accusation et blame. Car ils ne peuvent, ni doivent meubler leurs boutiques d'autres drogues, que de celles que les médecins mettent ordinairement en pratique. Lesquelles, estant acheptées chères, ne peuvent estre vendues qu'à cher prix ».

» decins fécaux, urinaires, pour le profit d'un clystère ou » d'une puante urine. Je veux préférer mon devoir et » ma conscience à tout respect, a moins de frais que je » pourroi traiter les malades, épargner leur bien comme » le mien, procurer leur santé comme la mienne, leur » faire comme je voudrois être fait à moi-même (1) ».

Son contemporain et ami, Guillaumet, ne parle ni en bien ni en mal des apothicaires, mais il cite incidemment un fait particulier qui ne tourne pas à leur louange : « Par rencontre, un apothicaire ayant faicte la thériaque, quelque temps après le trouvay à son arrière-boutique qu'il faisoit brusler du pain. Je lui demanday » a quoi estoit faire cela, il me répondit qu'il le vouloit » mesler avec miel pour en augmenter son thériaque, et » cela tiendroit à la place du *Tortellaricus seni* : quelle » remontrance qûe lui en fisse, il s'opiniastra et dit qu'il » falloit faire ainsi et qu'il l'avoit vu faire à ses maistres (2) ».

Magister fecit, *magister dixit*, tels sont les dictons

(1) *Traicte contenant la pure et vraye doctrine de la coqueluche*, Paris. 1586, p. 65 et seq.— Ces imputations, qui, à première vue, pourraient paraître exagérées, ne sont rien auprès de celles contenues dans le pamphlet de maistre Lisset Benancio (Sebastien Colin). Ce rare et curieux ouvrage, qui, de la première à la dernière page, est une diatribe contre les apothicaires de l'époque, fut imprimé à Tours en 1553 et à Lyon en 1557. Un siècle plus tard, Bartholin en a donné une traduction latine. Le titre est « Déclaration des abuz et tromperies que font les apotiquaires, fort utile et nécessaire à ung chacun studieux et curieux de sa santé ». La lecture en est, à tous les points de vue, extrêmement instructive ; mais, comme les exemples invoqués par l'auteur concernent surtout les villes de Poitiers, de Tours et d'Angers, il m'a paru inutile d'en donner des extraits. Pour l'honneur de mon pays, je me plais à croire que les apothicaires de Nimes n'ont pas usé souvent du *qui pro quo*, ou, en d'autres termes, n'ont pas substitué à des subtances coûteuses des substances à vil prix.

(2) *Traicte second de la maladie appellée cristalline*, par T. Guillaumet. Nismes, 1614, p. 80.

à l'ordre du jour. Ils sont alors tellement enracinés dans les esprits, que le moment est encore éloigné où ils auront perdu toute autorité.

A moins de méconnaître le vrai caractère du mouvement intellectuel, on ne saurait s'en étonner. Les hommes de mérite s'agitent dans le vide. Absorbés dans la recherche de la pierre philosophale ou la transmutation des métaux, les illuminés de l'alchimie se consument en pure perte devant leurs fourneaux. Tous ces *souffleurs* ne sont pas cependant dénués de valeur ; s'il en est qui cherchent des dupes, il en est qui trouvent dans leurs creusets des vérités utiles et fécondes.

Ces découvertes, qui constituent l'apport des alchimistes à la chimie, changèrent l'objet de leurs préoccupations. A la fureur de faire de l'or succéda l'espoir si séduisant de prolonger indéfiniment la vie humaine. Alors prirent naissance les *elixirs de longue vie*, les *arcanes*, les *polichrestes*, et toutes ces préparations monstrueuses dont quelques-unes sont parvenues jusqu'à nous.

Paracelse, qui, après s'être flatté de l'immortalité, se laissa mourir à quarante-huit ans dans un cabaret de Salzbourg, eut des successeurs, qui, se conformant aux traditions du maître, promirent la vie éternelle avec l'effronterie des baladins. Ces exploiteurs de la crédulité humaine se multiplièrent à l'infini, et, à la suite des guerres civiles, « la justice a si bien laissé aller la bride et ont trouvé telles faveurs, crédits et entrées en la maison des grans » qu'ils infectèrent tout le royaume (1).

(1) « Les alchymistes, qui se couvrent aussi du nom de philosophes, extracteurs de quintessences, maîtres de l'élixir et du grand œuvre, multiplient le tout en rien. Car si, en soufflant, ils ont peu altérer ou faire changer de qualité quelque matière, soit de goust ou de couleur, par leurs calcinations ou distillations, ils se vantent incontinent d'avoir trouvé, par vraie voie philosophale, la quinte-essence et plusieurs autres secrets cachez jusques à présent, et incogneus aux hommes qui guar-

Nimes n'échappa point à cette épidémie d'un nouveau genre, mais elle dut à la prudence et à la sagesse de ses médecins de lui payer un médiocre tribut. Les apothicaires se montrent, il est vrai, moins prévenus contre les recettes de la médecine paracelsique ; mais, à en croire les mauvaises langues, l'accueil qu'ils leur font est loin d'être désintéressé. Ces remèdes merveilleux qui se débitaient par gouttes, s'ils se vendaient cher, revenaient au préparateur à un coût insignifiant. C'est, pour le dire en passant, une insinuation nouvelle de Suau, dont je ne saurais garantir la parfaite exactitude. Tout ce que je puis dire, c'est que, dans les inventaires après décès, l'huile des philosophes est cotée à une valeur presque nulle.

L'apothicairerie nimoise avait effectivement donné place à quelques-unes des préparations nouvelles ; mais, malgré ces adjonctions, la boutique n'avait pas encore pris son véritable caractère. Quoiqu'elle fût moins encombrée que par le passé de produits disparates, elle n'en était pas encore complètement débarrassée. Si le réalgar, le sublimé, l'arsenic et autres substances vénéneu-

sent de plusieurs maladies : à raison de quoy ils nomment leurs remèdes l'huile des philosophes, qui est l'huile des huiles : et la pierre, de laquelle je n'ay encore jamais aperceu avoir autre vertu en aucune maladie, sinon pour faire vider les bourses : car ils s'en vont par les universitez apprendre aux escoliers et autres à souffler : et par ce moyen attirent leur argent, qu'ils boivent en soufflant. Et, pour se faire mettre en bruict et crédit, ont des avancoureurs faicts à la poste, qui s'en vont enquérir où il y a des malades qui ont bonne bourse, afin de leur persuader qu'ils ont de grands et merveilleux secrets bien expérimentez ; lesquels infailliblement guarissent de la maladie de laquelle sera détenu le patient. Mais, parce que tels remèdes sont rares et difficiles à recouvrer, ils sont chers et ne se baillent qu'au prix de l'or. Ou bien qu'il entre dudit or en la composition desdits remèdes, avecques autres drogues d'aussi grande valeur : c'est un des principaux points de leur art ». (André du Breil, *La police de l'art et science de médecine*. Paris, in-8°, 1580, p. 33).

ses étaient mis à l'écart et renfermés soigneusement dans des tiroirs fermés à clef, les trochisques de vipère, « la merde de luisard (1) », les préparations de crâne humain, les électuaires, les poudres, les onguents, s'y rencontraient pêle-mêle avec le poivre, le girofle, les torches, les chandelles, les dragées et les confitures (2).

L'apothicaire, à cette époque, n'était pas seulement épicier, liquoriste et confiseur, il excellait encore dans la parfumerie (3). Sa boutique était approvisionnée de fard et autres recettes en usage « pour réparer des ans l'irréparable outrage ». En un mot, c'était chez lui que les coquettes de l'époque allaient se pourvoir des parfums, pommades et « arcanettes » destinés à lisser les cheveux, à peindre le visage et à donner aux traits un éclat emprunté.

Cette coquetterie bien innocente — tout autorise du moins à le penser — était loin de rencontrer l'approbation unanime. Les patriarches s'en scandalisaient, et le Consistoire, cet austère tribunal des mœurs, ne négligeait aucun moyen pour l'empêcher. Non content de réprimander nominativement les personnes qui recouraient à ces artifices de toilette, il mandait à sa barre les apothicaires qui vendaient ces parfums proscrits et sévèrement défendus.

Les délinquants confessaient le fait, s'engageaient à ne plus récidiver, mais ne tenaient pas toujours parole. L'un d'eux, malgré les admonestations les plus sévères, per-

(1) C'est la fiente de lézard.

(2) Les confitures étaient surtout représentées par le « cottinhiac », espèce de marmelade faite avec des coings et du moût de raisin.

(3) D'après un règlement du 14 août 1671, les apothicaires du Roi fournissaient, outre les remèdes, quelques confitures et autres compositions de coriandre, d'anis et de fenouil, de l'écorce de citron, de l'esprit de vin et quelques liqueurs. Ils faisaient encore des sachets de senteur pour les linges, les habits et les perruques du Roi.

sista huit ans dans ces errements. Un jour même (20 septembre 1595), il se révolta et déclara carrément « qu'il ne veult faire que ce qu'il a faict, et qu'on est libre de faire ce qu'on voudra. Il fera ce qu'il pourra et sçait bien comme se fault conduire, ayant de lumière ».

D'autres apothicaires, moins soucieux de plaire au beau sexe, se livraient à l'herboristerie. Au printemps et à l'automne, ils mettaient en campagne leurs serviteurs et les envoyaient récolter les plantes médicinales en renom. Cette cueillette ne servait pas seulement à garnir la devanture de leurs boutiques, elle était encore une occasion d'échange ou même de commerce. A ce que nous apprend Constantin (1), c'était chez eux que les marchands de la basse et haute Bretagne venaient s'approvisionner de certains simples et en particulier du *turbith*.

La botanique, quoique moins cultivée qu'elle le sera plus tard, n'était pas absolument laissée dans l'abandon. A l'imitation de leurs prédécesseurs, la plupart de nos apothicaires étaient possesseurs d'un jardin, généralement situé dans le faubourg de la ville le plus rapproché de leurs officines. Ce jardin n'était pas un simple but de promenade, mais une source toujours nouvelle d'instruction. A côté du verger et du potager, se trouvait un carré consacré à la culture des plantes médicinales. On y rencontrait en particulier quelques plants d'absinthe *romaine* ou *pontique,* dont l'usage en médecine était alors très-recommandé.

Quant aux rapports des apothicaires avec les médecins, ils sont généralement courtois et respectueux. Sans doute, il en est qui exécutent à leur volonté les ordonnances, qui les modifient à leur fantaisie ; mais il ne s'en trouve pas encore qui, s'érigeant en aristarques, criti-

(1) *Loc. cit.*, p. 65.

quent la thérapeutique adoptée (1). En attendant qu'ils s'émancipent jusqu'à prendre ce rôle, ils assistent aux visites des médecins et reçoivent de ceux-ci les instructions appropriées à l'état des malades. Non contents de préparer les remèdes prescrits, ils les administrent souvent eux-mêmes; c'est du moins leur pratique à l'égard des *médecines noires*, qu'ils allaient préparer chez le client. De là l'origine du lever matinal, habitude à laquelle ils resteront longtemps fidèles.

IV.

La pharmacie fit, au XVIIe siècle, de sérieux et incontestables progrès. Elle s'enrichit de formules et de préparations nouvelles, et vit se multiplier les livres destinés à l'instruction de ses adeptes. Parmi les remèdes nouveaux, il suffira de signaler : l'antimoine, le quinquina (2) et

(1) « Les mauvais apothicaires, qui exécutent à leur plaisir les ordonnances des médecins, pensent de sçavoir mieux la portée du malade ou la nature du mal : enyvrés de quelque opinion d'eux pour avoir veu plusieurs telles maladies, hanté divers medecins et observé le succez de semblables receptes. O dangereuse outrecuidance, voyla que ruyne la plus-part des malades. Il vaudroit beaucoup mieux, de par Dieu, ne sçavoir du tout rien, que sçavoir ainsi en empirique. O quel malheur pour la vie du patient et l'honneur du médecin que d'avoir un apothicaire ainsi outrecuidé, téméraire et entreprenneur. En Italie et en Espagne, les malades sont mieux servis ; car l'apothicaire ne va point voir le malade, si n'est de courtoisie et amitié, non comme apothicaire, et les médecins n'escrivent point au pied de leurs receptes : à quoy faire sont les remèdes. Tellement que l'apothicaire sçait aussi peu l'intention du médecin que s'il n'en voyoit rien. Par ce moyen il ne peut abuser des ordonnances du médecin, ou beaucoup moins que nos apothicaires, auxquels tout est communiqué trop familièrement ». (*Erreurs populaires* de Laurent Joubert. Lyon, P. Rigaud, M.DCII, p. 137). Dans ce livre si curieux, se trouvent deux passages relatifs à Nîmes (p. 314 et 521); mais, comme ils concernent la médecine, nous nous abstenons de les reproduire.

(2) Hippocrate, « De l'usage du china-china pour la guérison des fièvres », par MM. RR. D. M. Lyon, 1681, in-12, et « Les admirables qualités du Kinkina confirmées par plusieurs expériences ». Paris, 1689.

l'ipécacuanha ; parmi les ouvrages : le *Dispensaire* de Wecker, de Crollius et de Jean de Renou, et les *Pharmacopées* de Brice-Bauderon, de Londres, de Paris, d'Amsterdam, de Lille, etc. etc. (1). Je m'abstiendrai de donner la longue énumération des uns et des autres ; car mon but n'est point de suivre pas à pas les progrès de la pharmacie, mais simplement d'écrire l'histoire professionnelle des apothicaires nimois.

Cette tâche, quelque limitée qu'elle paraisse, ne laisse pas que d'être considérable. Les documents originaux, jusqu'ici rares, deviennent à cette époque surabondants. Force m'est donc de faire un choix au milieu de toutes ces pièces et de m'appliquer à les analyser succinctement.

Depuis qu'elle a été reconnue par lettres-patentes de Henri III, la communauté des apothicaires est constituée par tous ceux qui, après avoir prêté serment par devant le Sénéchal et les Consuls, sont autorisés à exercer la pharmacie dans la *cité et fauxbourgs de Nismes.* A l'inverse de la communauté des chirurgiens, elle ne reconnait pas l'autorité d'un chef nommé par le pouvoir royal ; elle n'a d'autres chefs que ceux qu'elle se donne par l'élection. Au XVIe siècle, elle avait des *Consuls*, des *Conseillers*, des *Procureurs* ; actuellement devenue plus modeste, elle a répudié ce luxe inutile et se contente d'avoir deux *Syndics*, qu'elle renouvelle tous les deux ans.

Ces syndics sont les véritables chefs et les porte-voix de la communauté, qu'ils représentent dans toutes les circonstances. En leur qualité de présidents, ils convo-

(1) Le nombre de ces ouvrages est si considérable qu'il faudrait plusieurs pages pour en donner la simple énumération. A titre de curiosité, il convient de signaler cependant un article rapporté dans les *Nouvelles découvertes* de Nicolas de Blégny. Un certain Bongrand, marchand, de Nimes, étant allé charger à la côte méridionale d'Afrique, en rapporta une plante qui avait des effets merveilleux pour les flux de sang. La description et le dessin se trouvent dans ce recueil (t. III, p. 344).

quent les assemblées, en dirigent les délibérations ; mais en même temps, en leur qualité de gardiens des privilèges de la profession, ils ont l'œil aux aguets et s'enquièrent des faits illégaux concernant la pratique de la pharmacie.

A raison de cette double attribution, qui resta dévolue aux syndics pendant toute la durée de l'existence de la communauté, les officiers électifs avaient une réelle importance, qui s'accrut avec le temps par le renouvellement de leurs pouvoirs. Au début, en effet, chaque membre, par ordre d'ancienneté, était appelé à exercer les fonctions de syndic ; mais peu après, soit pour un motif, soit pour un autre, il fut dérogé à cette louable habitude. La poursuite des procès engagés est le prétexte mis en avant ; mais la véritable raison, c'est que tous les membres n'étaient pas aptes à remplir ce double mandat. Si les uns manquaient d'autorité pour diriger les réunions, d'autres montraient trop de mollesse pour faire saisir les contrevenants. De là des exclusions successives, qui eurent pour conséquence d'immobiliser le syndicat entre quelques membres recommandés par leur énergie, leur activité et leur caractère militant.

Ces officiers étaient, il est vrai, à tour de rôle, soumis aux chances d'une élection bisannuelle ; mais, comme le syndicat n'était ni une sinécure ni une mince besogne, ils voyaient, sans préoccupation, approcher le terme de leurs pouvoirs. Ayant plus à payer de leur personne qu'à espérer des honneurs, ils ne se livraient point à des brigues ni à des compétitions ; mais ils trouvaient, dans le renouvellement de leur mandat, la juste récompense de leurs efforts.

Cette immobilisation du pouvoir dans les mêmes mains fut féconde en résultats. Elle imprima aux actes de la communauté une unité de vues et de direction qui ne se rencontre pas au même degré dans l'histoire des autres corporations. Les épiciers grossiers, les droguistes, qui avaient fait leur apparition au commencement de ce siècle les herboristes *(herboulistes)*, furent invités à ne pas sortir de leurs attributions et soumis à une surveillance des plus rigoureuses.

Les syndics ne bornent pas leur action à cette surveillance, ils défèrent encore aux juges les contrevenants. Ce sont tantôt des empiriques, tantôt des chirurgiens, tantôt enfin une pauvre femme qui colportait de maison en maison une eau de cannelle (1). Bref, en toutes circonstances, ils défendent avec énergie les privilèges de la communauté et parviennent souvent à les faire respecter.

La permanence du pouvoir, si elle avait ses avantages, n'était pas sans quelques inconvénients. Ces syndics finissaient par se croire des maîtres souverains et par se conduire en conséquence. Assurément, comme l'insinue une pièce que j'ai eue entre les mains, je suis éloigné de croire qu'ils aient fait servir les deniers de la communauté à leurs besoins personnels, mais il n'est pas douteux pour moi qu'ils n'aient souvent abusé de leur pouvoir électif.

Engagés systématiquement dans la lutte à outrance, ils ont maintes fois dépassé le but, et n'ont pas hésité à sacrifier des sommes considérables pour obtenir des satisfactions assez médiocres. Sans doute, on peut faire valoir à leur décharge qu'ils ont, en ce faisant, cédé aux travers du siècle ; mais combien se fussent-ils montrés plus méritants, s'ils avaient eu la sagesse d'y résister.

Ce n'est pas qu'ils émissent des prétentions exagérées ou illégitimes, mais c'est qu'ils se heurtaient à des résistances d'autant plus opiniâtres, qu'elles étaient moins bien fondées. Ce n'est pas davantage qu'ils aient échoué dans leurs revendications, mais c'est qu'ils se trouvaient

(1) Ordonnance rendue, le 22 décembre 1646, contre Marie Simonne, qui vendait de l'eau de cannelle.

en présence d'une législation compliquée et défectueuse. Grâce à l'art des procureurs, les procès les plus simples s'éternisaient, les requêtes succédaient aux requêtes, et en fin de compte le gagnant n'était guère plus favorisé que le perdant.

La Compagnie en fit à ses dépens la cruelle expérience. Si jusque-là elle avait vécu honorablement avec le produit des droits de réception et le montant de modestes cotisations annuelles, elle se trouva, après ses triomphes répétés, dans un état voisin de la misère. A défaut de ressources privées, elle dut recourir à l'emprunt; et, en 1662, elle a un déficit de plus de trois mille livres.

Cette situation, qui ne pouvait s'améliorer en continuant les anciens errements, finit par dessiller les yeux. Quelques membres se demandèrent s'il ne convenait pas de s'arrêter dans cette voie de victoires stériles; et l'un d'eux, voyant que les syndics ne tenaient nul compte de ses remontrances verbales, fit signifier par acte notarié son opposition. Malgré ce refus de concours, qui avait d'autant plus de gravité qu'il émanait du doyen de la Compagnie, les syndics résistèrent tout d'abord; mais, à la longue, abandonnés par la plupart de leurs partisans, ils rendirent les armes. La lutte avait longtemps duré, mais elle eût pu s'éterniser, si la sagesse et la conciliation n'avaient reconquis leurs droits sur les esprits.

On me dispensera d'insister plus longuement. Il convient d'être discret et de jeter un voile sur ces dissensions intérieures (1). Contentons-nous d'ajouter que les séances

(1) On trouve un écho de ces dissensions dans les Archives du Consistoire. Combes et Ollivier sont censurés pour avoir adhéré à certaine « requeste présentée par le sieur Martinet, papiste, portant que, dans les assemblées des apothicaires, les voix des papistes, qui sont en plus petit nombre que ceux de la religion reſformée, vaudront autant que celles de la religion ». Combes et Ollivier désavouent la requête, promettent de ne point s'en servir et tâcheront de recouvrer l'original pour le supprimer (15 octobre 1653).

ordinaires avaient lieu deux fois par an, et que le procès-verbal en était rédigé par un notaire. Quant à l'endroit où se tient la réunion, c'est tantôt la maison d'habitation de l'un des syndics, tantôt l'auditoire de Messieurs les officiers du bureau du domaine du roy.

Les séances extraordinaires consacrées au recrutement de la Compagnie sont les plus nombreuses ; ce qui ne saurait étonner, puisque, pendant cette période, il y a eu une cinquantaine de réceptions, et que chacune d'elles réclamait dix séances au moins.

A s'en référer aux procès-verbaux , le cérémonial adopté en ces circonstances est le même que celui qui a été décrit plus haut (1) ; mais les juges semblent s'être départis de la rigueur qu'ils ont montrée à l'égard des deux premiers récipiendaires. Loin de marcher sur les traces de leurs devanciers, ils s'inspirent de sentiments meilleurs, et parfois même se conduisent de façon à être accusés d'indulgence. Par exemple, ils dispensent P. Icard de travailler une semaine durant en quatre boutiques différentes (4 avril 1616). Ils favorisent d'une façon encore plus marquée Dalbiac. Quoiqu'il ait subi ses examens d'une façon plus que médiocre, ils se laissent attendrir et l'admettent au sein de la compagnie (13 mai 1620).

La regrettable indulgence dont ils ont fait preuve lors de cette dernière réception ne les rend pas toutefois aveugles sur les défectuosités de leurs statuts. En conséquence, « pour hoster certaines difficultés, lesquelles ont causé et pourroint causer à l'advenir divers procès, aussi pour corriger plusieurs abus qui se sont comis et pourroint se cometre au préjudice du public inthérest et désavantage de l'estat de pharmacie », ils s'assemblent, le 16 juin 1626, dans la maison de Me Hector Brun, deuxième procureur des médecins, et soumettent à l'ap-

(1) Voir page 38.

probation des médecins réunis quelques nouveaux articles qui leur paraissent nécessaires. Ces modifications portent : 1° que le candidat élira un parrain pour être présenté aux procureurs de l'état ; 2° que l'apprentissage sera de cinq ans et seulement d'un an pour les candidats auxquels les maîtres voudront donner fille en mariage ; 3° que les veuves d'apothicaire pourront tenir boutique ouverte, à condition d'avoir un compagnon approuvé par les procureurs de l'état ; 4° que les droguistes, marchands épiciers grossiers, ne pourront vendre médicaments ; 5° que les boutiques de village seront visitées ; 6° que les présentés seront interrogés sur la langue latine, « d'autant que les médecins ont accoustumé d'escrire et coucher en ce langage leurs receptes ».

Cette délibération, qui est reproduite tout au long dans l'*Appendice* (1), n'intéresse pas seulement la pharmacie, elle a aussi son importance au point de vue de l'histoire de la médecine. Le dernier article additionnel, inséré à la demande expresse des docteurs, démontre que, depuis quelques années, prévalait à Nimes l'usage de formuler en latin.

Sous l'empire de cette nouvelle législation, de nombreuses réceptions se firent ; mais il en est peu qui aient donné lieu à des incidents dignes d'être consignés. Soit que les candidats fussent au niveau des exigences statutaires, soit toute autre cause, il est à constater qu'elles se sont terminées à la satisfaction générale. Dans ces circonstances, les juges semblent avoir oublié leurs préventions particulières, et les candidats paraissent moins étrangers aux progrès de la science.

Ainsi recrutée, la Compagnie maintient pleines et entières ses prérogatives ; elle est fière de ses privilèges professionnels et s'attache à les faire respecter de tous. Se prévalant de leurs titres, les apothicaires reçus en

(1) V. la note E.

d'autres villes ont beau frapper à sa porte, elle ne veut les admettre dans son sein qu'à la condition expresse qu'ils subissent de nouveaux examens. Avant d'être affiliés, P. Olivier, qui avait exercé pendant sept ans la pharmacie à Uzès, P. Bérard, qui avait pratiqué pendant vingt ans à Massillargues, doivent se conformer à sa volonté et passer par toutes les épreuves réclamées en pareille occurrence.

La conduite de la Compagnie n'en doit pas moins être louée dans d'autres circonstances; mais pourtant il en est une qui motive quelques restrictions. Dans l'affaire Mitier, à laquelle il est fait allusion en ce moment, elle s'inspire, il est vrai, de ses prérogatives; mais elle pousse jusqu'à l'exagération le souci de sa dignité. Assurément Mitier méritait d'être blâmé pour avoir saisi la cour de M. le Sénéchal d'une altercation intime, pour avoir pris les ornements de la maitrise et prêté le serment exigé avant que les maîtres eussent prononcé; mais ce n'était pas une raison pour appeler du jugement du Sénéchal en la Cour du parlement de Grenoble et soulever un regrettable conflit de juridiction. Si le candidat avait manqué aux convenances, la Compagnie avait de son côté commis une faute plus lourde encore, en transformant en question religieuse une question purement professionnelle. Elle finit par le comprendre, et, grâce à l'intervention de Mgr Anthime-Denys Cohon, elle termina à l'amiable, le 4 juin 1657, ce sérieux différend (1).

Le cérémonial des réceptions à la maîtrise, beaucoup plus compliqué que celui des chirurgiens, mérite d'être décrit :

Assisté du parrain qu'il avait choisi et qui était généralement le maître chez lequel il avait *servi*, le candidat commençait par visiter chacun des apothicaires-jurés et les suppliait humblement de s'assembler. A la suite de

(1) V. la note F.

cette démarche préliminaire et obligatoire, le syndic convoquait la Compagnie et invitait le candidat à remettre son contrat d'apprentissage avec *cancellation d'icelluy*, et son enquête de bonnes vie et mœurs. Si les pièces étaient en bonne et dûe forme, la Compagnie désignait quatre officines, dans lesquelles le candidat devait travailler, une semaine durant, sous les yeux du patron.

A la suite de ces épreuves pratiques, le candidat avait à subir cinq examens théoriques, qui se succédaient à une semaine d'intervalle ; il devait répondre, pendant trois heures, aux questions qui lui étaient posées et satisfaire les juges, qui étaient, avec les apothicaires exerçant à Nimes, deux docteurs de la cité (1). Après avoir subi ces divers examens, dont le dernier était public et fait *à portes ouvertes*, le candidat devait exécuter, dans des boutiques différentes, quatre chefs-d'œuvre, c'est-à-dire quatre préparations compliquées. Il devait en payer les matières premières, mais les chefs-d'œuvre restaient la propriété des maîtres chez lesquels ils avaient été élaborés.

L'exhibition des chefs-d'œuvre était précédée par un compliment adressé au maître, et remarquable par le mauvais goût et la boursouflure du style. A en juger par les spécimens qui sont parvenus jusqu'à nous (2), ces compliments emphatiques ne rappelaient en rien le grand siècle ; ils étaient prétentieux au-delà de toute expression et d'un ridicule achevé. C'était un véritable galimatias, bien fait pour dérider l'esprit le moins enclin à la gaité.

Après l'exhibition du dernier chef-d'œuvre, la Compagnie délibérait *à portes closes* et prononçait l'admission du candidat, que son parrain allait quérir. Après lui avoir fait jurer l'observation des statuts, le parrain re-

(1) Dans l'examen de P. Icard, figure le docteur Pascal Desalette, de Sommière. On ignore la raison d'être de cette dérogation.

(2) Voir la note G.

vêtait le récipiendaire du bonnet, de la robe et des autres ornements de la maitrise; « il lui déclarait la signification » d'iceux, et le faisait asseoir sur une chaire pour déno- » ter qu'il peut enseigner et commander au besoin ». Le nouveau maitre remerciait la Compagnie par un docte discours et était ensuite conduit, par tous ses collègues assistés des docteurs présents, à M. le Sénéchal ou à son lieutenant et autres officiers du Bureau du Domaine du Roy, entre les mains desquels il prêtait serment (1).

Ces diverses épreuves, malgré les additions successives qu'elles avaient reçues, n'avaient rien d'excessif, et pourtant elles eurent pour conséquence de réduire peu à peu le nombre des apothicaires. Cette réduction fut toutefois insuffisante — pendant tout le XVIIe siècle, il y a dix apothicaires en moyenne — pour permettre à la profession d'arriver à la prospérité. Sans doute, parmi ses membres elle compte quelques privilégiés de la fortune; mais c'est là l'exception, et le plus grand nombre passera toute sa vie à attendre l'aisance.

Quant à l'officine, tout en continuant à porter le nom de boutique, elle s'est modifiée et a revêtu une physionomie plus conforme à sa destination. Ce n'est pas encore le salon moderne, dont l'élégance n'exclut pas la sévérité, mais ce n'est plus le magasin d'épicerie, où tout se trouve entassé dans un beau désordre.

Soit intuition, soit imitation, les conseils de Jean de Renou (2) ont été mis en pratique, et la boutique a reçu

(1) Ordonnance du chancelier d'Aguesseau (1679) commettant M. de Rochemore, juge-mage, à l'effet de vérifier les lettres de maîtrise des apothicaires et des chirurgiens, sous peine de voir fermer leurs boutiques.

(2) « Dispensatorium Galenico-chimicum, continens Institutionum pharmaceuticarum libros V, de materia medica libros III, et antidotarium varium et absolutissimum Parisiis 1608. » — Je n'ai pu me procurer que la traduction de cet ouvrage, par Louis de Serres, parue à Lyon en 1626 Le frontispice très-beau représente une apothicairerie avec

l'aménagement que réclamait, au nom de l'hygiène, le savant médecin de Paris. Si rien au dehors ne la signale au passant, si aucune statue n'en décore la devanture, si aucune enseigne n'en dénote la destination, il n'en est plus de même dès qu'on en a franchi le seuil. Point de luxe, mais partout un arrangement méthodique. Point de pièces d'histoire naturelle : telles que lézards, œufs d'autruche, serpents de toute espèce, etc. etc. ; mais des étagères arrivant jusqu'au plafond, et des armoires à droite, à gauche, servant à loger les substances vénéneuses et les pierres précieuses. Les étagères qui tapissent le mur qui fait face à la porte d'entrée supportent tour à tour les électuaires, qui sont contenus dans de grands pots peints à l'antique; les conserves, qui sont renfermées dans des pots de même dessin, mais de volume un peu moindre; les sirops, dans des vases de verre; les onguents, dans des canons d'étain; les huiles, dans des canons de même métal, mais munis d'anses, etc. etc.

L'ameublement est des plus primitifs. Point de siège pour faire asseoir le client, mais à droite et à gauche une table ou, si l'on veut, un comptoir, qui se font pendant. Sur l'un, sont fixées les balances ; sur l'autre garni d'un banc en noyer est, entre autres objets, une *Pharmacopée* entrouverte. C'est là que se tient le maitre, quand il n'est pas dans l'arrière-boutique, occupé à surveiller l'alambic ou à exécuter quelque ordonnance plus ou moins compliquée.

Quant à l'arrière-boutique, nous n'aurons garde d'y

tout le confort de l'époque. Cette gravure, signée *C. Le Roi*, est excellente et constitue un véritable tableau de genre. Le maitre-apothicaire, un livre ouvert, parle à un client ; un apprenti pile une substance dans un mortier, tout en regardant une demoiselle ; un autre, grimpé sur une échelle, va chercher une drogue dans un grand vase. Quatre clients debout se trouvent dans l'officine ; un notamment se distrait en caressant son chien.

faire pénétrer le lecteur, car l'accès en est absolument interdit aux profanes. Qu'il suffise de dire qu'on y rencontre un peu de tout, et que le désordre qui y règne excite maintes fois le courroux du patron. Si c'est pour celui-ci le sanctuaire, c'est-à-dire l'endroit où s'élabore la cuisine pharmaceutique, c'est pour l'apprenti et le serviteur un entrepôt naturel, un intermédiaire obligé entre la cave et le grenier. De là ce défaut d'ordre, de là cette rencontre d'objets disparates. Ici sont les simples et les drogues les plus diverses ; là, les ustensiles de la profession, les mortiers de bronze et de marbre, les poëlons d'argent et de cuivre, les spatules, les bistortiers, etc, etc., et surtout la fameuse seringue, dont Molière a tiré des effets si comiques (1).

On me dispensera de compléter cet inventaire, et pourtant il est impossible de passer sous silence, avec le *pic* qui sert pour les herborisations, la *caisse de sapin*, destinée à recevoir les produits achetés en foire de Beaucaire. L'un et l'autre objet sont, en effet, des révélations et trahissent des préoccupations nouvelles. Si le premier est un des attributs du botaniste, le second dénote le commerçant obligé d'aller, chaque année, renouveler son approvisionnement.

La botanique commence à prendre faveur ; elle est même assez sérieusement cultivée pour qu'elle devienne, à la fin du siècle, l'objet d'une épreuve particulière. Quant à la foire de Beaucaire, elle est en pleine prospérité, et se trouve être le grand marché international. Au mois de juillet, cette ville se transforme en un immense bazar où se rencontrent toutes les marchandises, et où se donnent rendez-vous les commerçants et les industriels de tous pays (2).

(1) Voir la note H.

(2) D'après le règlement de 1608, l'épicerie et la droguerie étaient parquées dans un quartier distinct. Leurs produits devaient se loger dans les rues aboutissant à la porte de Lubière (*Arch. de Beaucaire*, BB. 21).

Nous n'accompagnerons point l'apothicaire en cette ville voisine ; nous nous contenterons de dire que ce voyage était pour lui une grosse affaire. Il y pensait le jour, il y pensait la nuit. Non seulement il s'occupait de faire la revue des drogues qui devaient être remplacées, mais encore il revoyait dans son esprit, ou étudiait, dans son auteur favori, les caractères propres aux meilleures sortes, afin d'éviter les déboires auxquels tout acheteur est exposé.

A ces soucis professionnels venaient s'en joindre d'autres d'une nature différente, mais d'une gravité au moins égale. L'envoi des « partyes », qui se faisait au mois de juillet, n'était point suivi d'un paiement immédiat. En dépit d'appels réitérés, des instances les plus pressantes, nombre de clients faisaient la sourde oreille et ne mettaient point à se libérer une hâte égale à celle qu'on avait mise à les secourir. Soit nonchalance, soit mauvaise foi, les rentrées traînaient en longueur, et maints mémoires restaient en souffrance pendant de longs mois et même des années. De là, pour l'apothicaire un mécompte sérieux ; de là, la nécessité soit de restreindre le plus possible ses achats, soit d'emprunter à quelque voisin la somme destinée à compléter ses réserves.

Cette dernière obligation, si elle déconsidérait les apothicaires, les conduisait parfois aux expédients les plus regrettables. On ne sait s'ils ont abusé du *quiproquo*, s'ils ont remplacé des drogues chères par des drogues à vil prix, s'ils ont utilisé des substances avariées ou *rancies de vieillesse ;* mais on a acquis la certitude que quelques-uns d'entre eux ont connu l'art de grossir les mémoires et n'ont pas hésité à le mettre en pratique (1).

L'insuffisance des recettes ne les poussait pas seulement à faire des *comptes d'apothicaire*, elle les amenait encore à s'immiscer dans le domaine de la médecine.

(1) Voir la note I.

Se prévalant de l'exemple des chirurgiens et des notions qu'ils avaient acquises en méditant leur *Pharmacopée*, ils se figuraient avoir quelque droit à exercer les fonctions de médecin. Nous ne saurions trop blâmer ces usurpations, mais nous devons blâmer en même temps ceux qui accordaient aux apothicaires ces nouvelles prérogatives. Du moment que le public croyait en eux, ils sont excusables à la rigueur d'avoir eu la même croyance. Le sentiment de la responsabilité n'est pas, d'ailleurs, une idée qui s'empare tout d'abord de l'esprit : pour en être frappé, il faut déjà posséder une vue générale des choses. On brave aisément le danger qu'on ignore, et on est d'autant plus téméraire en médecine qu'on a une perception moins nette des rouages compliqués de la machine humaine.

Tant d'audace alliée à une ingratitude aussi noire émut les médecins, mais ne les aigrit point. A en croire ces optimistes, les apothicaires étaient des égarés et non des révoltés. Pour les ramener dans la bonne voie, il suffisait de remémorer à chacun en particulier les obligations qu'il avait contractées envers les docteurs en médecine. Ne s'étaient-ils pas toujours montrés bienveillants pour eux ? Ne les avaient-ils pas, à l'occasion, initiés aux progrès de la pharmacie, soit en leur communiquant leurs auteurs, soit en leur donnant un enseignement particulier (1) ?

Ces illusions ne tardèrent pas à se dissiper.

Ni les observations amicales, ni les remontrances les plus sévères n'aboutirent.

A une menace de poursuites (1644), les apothicaires

(1) D'après l'article XIII des statuts du Collège des médecins, les docteurs étaient dans l'habitude d'enseigner la chirurgie aux chirurgiens et la pharmacie aux apothicaires : « *Doctor qui chirurgos privatim, ut mos est, docet chirurgica ; qui pharmacopæos, pharmaceutica tantum doceat* ».

ripostèrent avec plus d'insolence que de logique, qu'ils ne pratiquaient point la médecine ; mais que, si quelqu'un d'entre eux était poursuivi pour ce fait, ils prendraient en corps la défense de l'inculpé.

Autres lieux, autres mœurs. Le fameux serment des apothicaires (1), imposé par l'esprit jaloux et tyrannique de la Faculté de Paris, est ignoré, ou du moins n'a pas conquis dans notre ville droit de bourgeoisie. Lors de sa réception, le maître ne jure point *d'honorer, de respecter les médecins, de ne rien faire, rien administrer sans leur avis ;* il ne jure pas davantage de *tout rapporter à l'honneur, à la gloire, à l'ornement et à la majesté de la médecine ;* il se contente simplement de jurer l'observation des statuts et de prêter serment aux magistrats.

Le Midi de la France, plus privilégié que le Nord, jouit d'une civilisation relativement beaucoup plus avancée. Grâce au vigoureux développement des franchises municipales, les citoyens possèdent des libertés plus grandes, et ont des idées plus larges et plus généreuses; aussi en profitent-ils et en abusent-ils à l'occasion. De là, l'origine de nombreux conflits ; de là, en particulier, la querelle des apothicaires et des médecins.

Grâce au bon sens de ces derniers, elle ne se dénoua point devant les tribunaux, mais elle n'en reçut pas moins une solution conforme à leurs espérances. Après bien des atermoiements, le collège de médecine de Montpellier, saisi de l'affaire, se prononça en leur faveur ; et les

(1) Ce serment, pâle imitation du serment d'Hippocrate, ne fait pas honneur à la Faculté de Paris. Elle était alors bien inférieure à la Faculté de Montpellier et avait un rôle scientifique bien effacé. Comme l'a dit avec justesse M. Maurice Raynaud, « elle sacrifia la chirurgie à de mesquines colères ; elle proscrivit la circulation du sang, parce que celle-ci venait d'Angleterre ; l'antimoine, parce qu'il venait de Montpellier ; le quinquina, parce qu'il venait d'Amérique ».

apothicaires, humiliés dans leurs prétentions, durent courber la tête.

Par le fait de l'intervention de ce tribunal aussi instruit que compétent, les additions suivantes furent insérées aux statuts de 1574. A l'article IV, lorsque les présentés à la maîtrise auront prouvé leurs bonnes vie et mœurs, ils seront examinés par les apothicaires *assistés des docteurs en médecine, lesquels procèderont aux examens et réception des présentés.* A l'article X, il fut ajouté que *les docteurs assisteront à la visite des boutiques, et auront leur suffrage comme les syndics des apothicaires.* A l'article XI, il fut ajouté que *les docteurs seront appelés pour voir et visiter les dispensations graves et importantes, comme la thériaque, mithridat, confections alkermès, d'hyacinthe simple ou composée.* Enfin, à l'article XVII, il fut ajouté que *les docteurs seront réglés comme les supérieurs des apothicaires* (1).

Cette convention, si capitale au point de vue professionnel, ne donna pas cependant tous les résultats qu'en attendaient les principaux instigateurs. Si elle eut pour effet de rendre plus sérieuse la réception des candidats, de soumettre les boutiques à une inspection plus rigide et plus efficace, de donner plus de garanties aux préparations compliquées, elle ne mit point un terme aux empiétements des apothicaires. A dire le vrai, elle parait avoir rétabli la paix, mais elle ne fit point cesser les habitudes prises.

En somme, la convention ne fut exécutée que dans ses parties accessoires ; quant à sa partie essentielle et

(1) Cette convention, dont j'ai donné une analyse suffisante pour ne pas avoir à en reproduire le texte, fut passée à Montpellier, le 3 avril 1659. Elle fut signée d'une part par Richer de Belleval, chancelier de l'Université, et par Cortau, doyen ; et de l'autre, par P. Combes, syndic, tant en son nom, qu'aux noms de J. Borrely, T. Félix, L. Martinet, P. Desauriere, G. Goubin et P. Ollivier, maîtres-apothicaires de Nimes.

tacite — l'interdiction de la pratique médicale — elle resta non-avenue. Pour se concilier la bienveillance du vainqueur, les apothicaires apportèrent, il est vrai, plus de réserve, plus de discrétion dans leurs agissements; mais au fond ils n'en persévérèrent pas moins dans leurs errements et saisirent toutes les occasions de faire office de médecin. Ce fut-là, à tous les points de vue, une faute qui tourna souvent à leur confusion. La fortune aime parfois à couronner les audaces, mais il est téméraire d'admettre la continuité de semblables faveurs.

Si le public faisait fausse route en remettant aux apothicaires la direction de sa santé, il se montra plus sagement inspiré en conférant à quelques-uns d'entre eux la magistrature consulaire. Autant ils étaient déplacés au chevet des malades, autant ils avaient leur place au sein du conseil politique. Initiés aux intérêts généraux par la variété et l'étendue de leurs relations, ce n'étaient point des hommes nouveaux, mais des Conseillers vraiment dignes de ce nom. Enfin, à raison de leurs habitudes privées, ils devaient se montrer prudents et très-économes des deniers municipaux.

On ne sait si ces motifs ont déterminé le choix des électeurs, mais il est certain que les apothicaires ont eu, au XVIIe siècle, un rôle politique plus considérable qu'à toutes les autres époques. Incontestablement, ils ont bénéficié de l'accroissement de leurs connaissances; ainsi ils ont l'honneur de fournir treize consuls à la ville de Nimes (1).

V.

Malgré ces marques particulières de considération, les apothicaires n'en restent pas moins, au point de vue

(1) Pendant la même période, on ne relève pas un seul épicier et seulement neuf chirurgiens.

légal, les parias de la famille médicale. N'ayant pas d'état civil régulier, ils conservent la tache indélébile de leur origine et s'évertuent vainement à la faire disparaître. Si, comme les chirurgiens, avec lesquels ils ont de nombreux points de contact, ils sont disséminés par tout le royaume, moins favorisés que ceux-ci, ils ne sont point reliés entre eux par une forte organisation centrale.

Chaque Compagnie possède, en effet, ses statuts, ses privilèges distincts, ses syndics; mais chacune d'elles a une indépendance pleine et entière. Elle vit de son autonomie propre, elle a son initiative particulière et n'est point subordonnée à la direction d'un chef supérieur.

Au sein de cette société éminemment aristocratique, c'est là une singulière et bizarre anomalie. Tandis que les docteurs en médecine ont pour protecteur naturel le premier médecin de Sa Majesté; tandis que les chirurgiens ont pour chef immédiat le premier chirurgien, les apothicaires, eux, ne relèvent que des lois et de leur conscience. Non-seulement les souverains ne se sont point donné le luxe d'un premier apothicaire, mais encore ils n'ont point concédé, à leurs apothicaires par quartier, la moindre autorité sur leurs pairs.

Cette absence de chef entraînait des inconvénients majeurs. Faute d'un représentant autorisé, d'un défenseur naturel, les intérêts de la profession étaient laissés dans l'abandon le plus complet. Nul n'était en état de les prendre sous sa protection et de les défendre auprès des ministres du pouvoir royal, comme aussi de leur mettre sous les yeux les aspirations diverses de cette classe de citoyens.

Et pourtant de quelle utilité n'eût pas été un semblable avocat? Placé, par les devoirs de sa charge, auprès du « thrône », il eût plaidé avec conviction et persévérance une cause qui était la sienne. Rendu éloquent par le but à atteindre, il eût été habile à puiser, dans les évènements, une foule de motifs pour faire rompre « l'antique et fatale alliance » existant entre les apothicaires et les épiciers.

Ce *delenda Carthago* était facile à motiver.

Si l'association existante n'avait d'autre rempart que son ancienneté, que d'arguments les partisans de la désunion ne pouvaient-ils pas faire valoir? D'une part, le nombre croissant des empoisonnements qui jetèrent l'épouvante à la fin du XVIIe siècle ; de l'autre, les progrès accomplis en l'art pharmaceutique par l'émulation des *artistes*, constituaient des armes d'une valeur considérable.

Grâce à une éducation plus perfectionnée, à une direction meilleure, les apothicaires commencent à conquérir l'indépendance scientifique. Ils ne sont plus aussi tributaires des médecins, ils savent tenir une plume et écrivent avec une sérieuse compétence sur les questions relatives à leur art. Moïse Charas, d'Uzès, et Nicolas Lemery (1), de Rouen, voient même s'ouvrir devant eux la porte de l'Académie des sciences. On peut objecter, il est vrai, que, dans les derniers temps de leur vie, ils avaient l'un et l'autre pris des lettres de docteur ; mais, on ne saurait l'oublier, les travaux qui ont fait la gloire et la réputation de ces savants concernent uniquement la pharmacie.

Pendant que cette branche de la médecine étendait son domaine, l'épicerie ne se perfectionnait point au même degré. Quoiqu'elle n'exigeât ni connaissances spéciales, ni études approfondies, elle n'en était pas moins autorisée à vendre les drogues en général et même les poisons. De là des abus, de là des accidents, qui éveillèrent

(1) Né en 1645, il vint en 1666 à Paris ; mais le démonstrateur de la chimie au Jardin du Roi, chez lequel il se mit en pension, était si avare de ses connaissances qu'il dut le quitter au bout de deux mois. Il séjourna trois ans à Montpellier. Il y fut pensionnaire de M. Verchant, maître-apothicaire, et y eut toute commodité pour travailler. (*Dict. des drogues simples*, 3e édit., 1748, p. III.

la sollicitude de Louis XIV et donnèrent lieu à un édit spécial.

Cet édit, du mois de juillet 1682, est extrêmement rigoureux. « Il défend, sous des peines très-sévères, aux maîtres-apothicaires et aux épiciers de distribuer et de vendre l'arsenic, le réalgar, le sublimé corrosif, et toutes les drogues réputées poisons, si ce n'est *à des personnes connues, domiciliées et qui employaient ces matières dans leur profession* ». Il enjoint aux vendeurs de se munir d'un registre paraphé par le magistrat de police et sur lequel ces *personnes* étaient tenues d'écrire leurs noms, qualité et demeure, le mois, l'année, le jour et la quantité de poison qu'elles achetaient, ainsi que l'emploi qu'elles en faisaient.

La peine capitale est encourue, « que la mort s'en soit ensuivie ou non », et par ceux qui se sont servis du poison et par ceux qui l'ont composé ou distribué. « Et, parce que les crimes qui se commettent par le poison sont non-seulement les plus détestables et les plus dangereux de tous, mais encore les plus difficiles à découvrir, nous voulons que tous ceux, sans exception, qui auront connoissance qu'il aura été travaillé à faire du poison, qu'il en aura été demandé ou donné, soient tenus de dénoncer incessamment ce qu'ils sauront à nos procureurs généraux », à peine d'être traités comme complices desdits crimes.

Enfin seront réputés poisons « non-seulement ceux qui peuvent causer une mort prompte et violente, mais ceux qui, en altérant la santé peu à peu, causent des maladies, soit que lesdits poisons soient simples, naturels ou composés et faits de mains d'artistes ; et, en conséquence, défendons à toutes sortes de personnes, sous peine de la vie, même aux apothicaires, à peine de punition corporelle, d'avoir et garder de tels poisons simples ou préparez qui, retenant toujours leur qualité de venin et n'entrant en aucune composition ordinaire, ne peuvent servir qu'à nuire et sont, de leur nature, pernicieux et mortels (1) ».

Ces articles, d'une sévérité draconienne, réclamaient un complément naturel — la réduction du nombre des personnes autorisées à vendre les poisons — mais, soit respect du passé, soit sollicitations des intéressés, ce surcroit de garanties ne fut point accordé à l'opinion publique. Il est cependant certain qu'une semblable mesure n'eût pas été sans efficacité. Elle eût, il est vrai, dépossédé une classe de citoyens d'une partie de leurs privilèges; mais, en facilitant la surveillance, elle eût empêché bien des criminels de perpétrer leurs noirs desseins.

Quant à la création d'un registre pour la vente des substances vénéneuses, elle n'était rien moins qu'une nouveauté pour les apothicaires nimois. Depuis plus d'un siècle, ils avaient adopté cette louable habitude, et il en était de même dans plusieurs villes voisines. A Marseille notamment, d'après le règlement de 1574, les maîtres ne pouvaient vendre le réalgar, sublimé, arsenic et autres choses semblables qu'à des gens « de bonne renommée à eulx cogneus, auxquels feront prester serment que, sur leur conscience, ils ne demandent cette marchandise vénéneuse que pour quelque œuvre licite ou cause permise et nécessaire, laquelle seront tenus leur déclarer; et, pour mieux observer cest article, lesdicts mestres feront soubsigner dans leur livre ceux qui en prendront, et, ne sçaichant escripre, feront soubsigner quelqu'un pour eux; affin que, en cas d'inconvénient, cette vante et distribution se puisse clairement vériffier. Et, au contenu de cet article, ne sera contrevenu sur peyne de dix florins pour chascune foys, apliquable comme dessus, et oultre ce, d'estre puni par justice,

(1) Delamarre, « Traité de la police », 1722, t. 1, p. 562.

sellon l'exigeance du cas, sy par coulpe ou intéligence quelque inconvénient en survenoit ».

Il ne saurait y avoir le moindre doute sur la signification de ces faits. Ils fournissent la preuve irréfragable de l'esprit d'initiative des corporations. Abandonnés à eux-mêmes, les apothicaires se sont ingéniés à mettre à couvert leur responsabilité. Dépositaires par état de poisons, ils n'ont rien négligé pour sauvegarder la vie des ignorants; ils ont spécifié les précautions les plus utiles et ont devancé, en cette matière, les prescriptions de l'autorité (1).

Si l'édit de 1682 est inspiré par la défense de la société menacée, les autres édits concernant la profession ont un but moins élevé. Epuisé par les guerres successives, par la stagnation du commerce et de l'industrie, le trésor est à sec; de là, la nécessité de créer de nouvelles ressources; de là, le caractère essentiellement fiscal de ces édits. Le premier, daté du mois de mars 1691, arrête le tarif concernant le droit dû à la réception des apothicaires (2); le second, promulgué un an après, crée deux bailles et fixe à 440 livres le prix de ces charges.

En dépit des apparences, cette création de quatre bailles ou chefs de corporation (deux pour les apothicaires et deux pour les épiciers) est une mesure purement financière; et, s'il pouvait être conservé quelque doute à cet égard, il serait levé par la conduite qu'adopte, en pareille circonstance, la communauté. Elle se

(1) Glaser, professeur de chimie au Jardin-du-Roi, fut compromis dans l'affaire de la Brinvilliers et d'Exili. Il n'était pas toutefois complice, il avait eu seulement le tort de livrer du poison à cette marquise de néfaste mémoire. Dans une lettre, écrite en 1615 à un de ses amis, Malherbe cite le cas d'un soldat qui avait donné trois coups de poignard à un apothicaire d'Amiens qui lui avait refusé de l'arsenic.

(2) Ce droit était de trente livres pour les villes où il y avait une cour supérieure, et de vingt livres pour celles où il y avait présidial, bailliage ou sénéchaussée.

borne à en conférer les modestes attributions aux syndics de la profession et répartit, entre chacun des membres, le montant de ces charges. Malgré la gène générale et la diminution de numéraire qui se faisait sentir à Nimes, elle trouve encore, dans ses ressources privées, les moyens de se libérer (1).

Dès cette époque cependant, la Compagnie commence à subir le contre-coup des évènements qui ont atteint la France dans sa vitalité. Les rentrées se font encore plus difficilement que par le passé, les mémoires en souffrance deviennent plus nombreux et les paiements en nature sont à l'ordre du jour. A défaut d'argent, les débiteurs se libèrent par à-compte et donnent du blé ou du vin (2). Enfin, les contestations se multiplient et les mémoires sont souvent déférés aux juges (3).

Malgré cette situation fâcheuse, qui devait empirer, la Compagnie n'en veille pas moins à la défense de ses privilèges. Mieux inspirés qu'autrefois, ses membres ne plaident plus les uns contre les autres ; mais, fortement coalisés contre l'ennemi commun, ils poursuivent en justice tous ceux qui, suivant l'expression du temps, s'émancipent à faire œuvre d'apothicaire.

Ces procès sont pour la plupart sans grand intérêt, mais il en est un qui est trop caractéristique pour que nous n'en disions pas ici quelques mots.

Un marchand parfumeur du nom de Bertram, arrivé

(1) Combes, Bertram comme représentant de Desaurière, Donzon, Farie, Bruguier, Rame, Razoux et Georget, versèrent chacun 50 livres. La veuve de P. Bérard donna 35 livres et la demoiselle de Goubin 20 livres. Pour les armoiries, la communauté avait à payer 23 livres 10 sols, et pour le blason trente sols (2 juin 1698).

(2) Bérard reçoit deux tiercerolles de vin rouge, cotées l'une six et l'autre sept livres, suivant les rapports des fruits de l'année.

(3) Minute de rapport fait par Combes et Bruguier, maitres-apothicaires, le 17 février 1693, à la requête de Mlle de Bérard contre Mlle de Brunel.

à la soixantaine, s'éprit de l'ambition d'associer à son industrie la profession d'apothicaire. La Compagnie ne vit point cette prétention d'un mauvais œil ; mais, fidèle à la tradition, elle demanda que le candidat subit les examens exigés par les statuts, et fournit des preuves publiques de sa capacité et de son instruction.

Cette demande, si légitime au fond, fut tout d'abord bien accueillie ; mais bientôt, se ravisant, le récipiendaire fit défaut. Il soutint que ces épreuves étaient superflues, puisqu'il avait, dans sa jeunesse, exercé la pharmacie à Saint-Hippolyte et géré, de 1692 à 1698, deux officines à Nimes, à la satisfaction générale. Enfin, en terminant, il récusa ses juges naturels, et demanda à passer ses examens dans une autre ville que Nimes et Montpellier.

De là, un procès qui, après avoir duré plusieurs années, après avoir motivé la production d'une foule de pièces, se termina par une transaction préjudiciable aux intérêts de la Compagnie.

VI

La régence et le long règne de Louis XV, n'apportent aucun changement à la situation faite aux apothicaires. Le pouvoir s'obstine à oublier ces honnêtes citoyens. Il ne se souvient d'eux que lorsqu'il s'agit de les frapper de mesures fiscales, ou bien lorsque, effrayé par la multiplicité des empoisonnements, il leur rappelle les peines sévères auxquelles s'exposent les contrevenants.

Ce sont là les seules communications qu'ils reçoivent du gouvernement existant ; car ils n'obtiendront jamais des faveurs analogues à celles dont seront honorés les maîtres en chirurgie. Les apothicaires ont beau avoir des droits identiques à une sollicitude semblable, ils ont beau avoir des titres au moins égaux à un semblable traitement, cette satisfaction ne leur est point accordée.

Et pourtant, ils n'ont en aucune façon démérité. N'ont-ils pas donné déjà des gages de leur aptitude ? N'ont-ils pas ouvert à la science des horizons nouveaux ? Sans doute, ils ont peu fait relativement à ce qui reste à faire ; mais la faute en est moins à eux qu'aux conditions fâcheuses dans lesquelles ils se trouvent placés. Personne ne s'occupe d'eux et ne s'inquiète d'exciter leur émulation. Loin d'être encouragés, ils restent assimilés aux industriels et associés aux épiciers.

En attendant qu'ils bénéficient des progrès accomplis et reçoivent un traitement proportionné à leurs mérites, les maîtres de l'art ne se découragent point. Tout entiers à la science, cette séduisante charmeresse, ils lui demandent leur seule et unique récompense. Quelque modeste que soit leur sort, ils ne s'en plaignent point, pourvu que, dans leur for intérieur, ils puissent se réjouir d'avoir su arracher à la nature quelques-uns de ses secrets.

Au rebours des charlatans qui pullulent de tous côtés, des possesseurs de recettes merveilleuses, ils se montrent désintéressés, et mettent à vulgariser leurs découvertes le plus louable empressement. Loin d'occuper le monde de leurs faits et gestes, loin de solliciter des privilèges pour protéger le fruit de leurs veilles, ils taisent leur nom, dissimulent leur vie, et se contentent d'être obscurément utiles à l'humanité.

Les apothicaires nimois, bien qu'ils n'aient aucun droit à figurer parmi ces illustres bienfaiteurs, n'ont pas laissé pendant leur existence de rendre de sérieux services à leurs contemporains. Certes, je suis loin de dire, comme l'a écrit M. Planchon des apothicaires de Montpellier, que les maîtres valaient autant, sinon plus, que la moyenne des pharmaciens de nos jours ; mais du moins je me crois autorisé à affirmer qu'ils avaient, plus qu'à notre époque, l'obligation de se livrer aux travaux de laboratoire.

En ces temps où la *spécialité* était, pour ainsi parler, à l'état rudimentaire, où la *polypharmacie* etait en pleine prospérité, les loisirs étaient rares; car, au travail nécessité par les ordonnances magistrales, venait s'adjoindre celui motivé par la distillation et les préparations compliquées. Par une suite nécessaire, les pharmaciens d'autrefois étaient plus retenus dans leurs officines et trouvaient, dans cette tâche quotidienne, une diversion aux soucis du moment et aux préoccupations de l'avenir.

Ni les uns ni les autres ne leur faisaient défaut.

En dépit de leurs services, la société les traite avec plus de rigueur que de justice. Elle les dénigre systématiquement et les tourne en dérision. Elle affecte d'oublier les découvertes, les titres glorieux des maîtres de l'art et rappelle à tout propos les Fleurant, les Purgon, les Diafoirus.

Elle va plus loin encore. Non contente de les ridiculiser, elle met en suspicion leur honnêteté; elle les accuse ouvertement d'exagérer leurs mémoires et les convertit en « auteurs de libelles qui vont à ruiner et à scandaliser les familles ».

Cette accusation, contre laquelle ils ont énergiquement protesté, est, toute prévention favorable mise à part, une calomnie inventée à plaisir par les mauvais payeurs. Il est possible qu'il y ait eu en cette matière quelques abus, mais il est probable qu'ils sont restés à l'état d'infime minorité.

L'opulence et même l'*aurea mediocritas* du poète ne hantent point la demeure des apothicaires. Ces prétendus artisans de ruine ont, plus que tous les autres corps d'état, à se plaindre des rigueurs de la fortune. Ils ne figurent ni parmi les créanciers de la ville ni parmi les créanciers du diocèse; car ils gagnent tout juste de quoi suffire aux besoins de leur famille. Malgré un labeur incessant, malgré une vie longue et bien remplie, leur avoir reste des plus médiocres. Les compoix terriers de l'époque gardent le silence à leur endroit, ou, quand ils viennent à parler d'eux, leur attribuent quelques insignifiantes parcelles de vigne ou d'olivette. Enfin, l'économie de leur budget est dérangée par le moindre évènement. Par exemple, la taxe du dixième, qui grève de deux cent six livres la corporation tout entière, ne peut être acquittée séance tenante et entraîne la nécessité d'un emprunt (1).

Quelque attristants que soient ces détails puisés aux sources les plus variées, on voudra bien me pardonner de les avoir mis en lumière. S'ils établissent la situation plus que modeste des apothicaires, ils démontrent du même coup le peu de fondement de l'accusation dont ils ont été les victimes. En effet, s'ils avaient été aussi coupables qu'on l'a affirmé ; s'ils avaient pratiqué systématiquement les actes qu'on leur impute, ils eussent été forcément dans une situation moins précaire, et n'eussent pas passé toute leur vie à attendre les faveurs de la fortune.

Cet état de choses, profondément regrettable, ne doit point, dans la suite du temps, s'améliorer. En vain Nimes se transforme, en vain elle devient une ville populeuse, industrielle et florissante ; elle reste, en dépit de cette métamorphose, un séjour médiocrement fortuné pour ses apothicaires. En d'autres termes, ces derniers ne participent point à la prospérité générale et, malgré la persévérance de leurs efforts, il leur faut se nourrir d'espérances et de généreuses illusions.

Mais abandonnons les généralités, et, nous appuyant sur les documents originaux, poursuivons cette histoire.

Le cérémonial des réceptions ne s'est point modifié :

(1) Cette dette fut, l'année suivante, acquittée. Je reproduis la répartition qui fut faite à l'amiable par les intéressés, afin de montrer la position de fortune de chacun. Roubel, qui était le plus riche, paya pour sa quotité 49 livres 10 sols ; Combes et Bertram payèrent 35 livres chacun ; Razoux père et fils, 25 livres ; Bérard et Prestreau, 15 livres chacun ; Vigouroux, 13 livres 10 sols ; Rame, 12 livres 10 sols ; et enfin Georgot, 10 livres 10 sols.

il a pourtant, à la fin du XVIIe siècle, reçu une sérieuse addition. L'*examen des herbes*, qui s'est conservé de nos jours, est un acte plus pratique que théorique ; disons le mot, c'est, lorsque la saison le permet, une véritable herborisation. Au jour fixé par les syndics, jury et candidat se transportent en rase campagne et de préférence au bois de Vacqueirolles. Les juges cueillent les plantes que le candidat doit, après examen sommaire, dénommer. A en juger par le silence des documents consultés, les diverses épreuves, tant théoriques que pratiques, sont subies avec succès ; ce qu'il y a de positif, c'est qu'aucun des récipiendaires n'est ajourné.

A cette époque, la paix et la tranquillité règnent au sein de la Compagnie (1). Sous l'influence du siècle, les mœurs se sont policées et les grandes inimitiés ont pris fin. Les membres ne se querellent plus entre eux et vivent en parfaite et sincère intelligence. Mais, si les querelles intestines ne sont plus de saison, les procès n'en restent pas moins à l'ordre du jour. Grâce à la sagesse des apothicaires, ils sont plus rares qu'au siècle précédent ; mais, grâce à l'art des procureurs, ils ont pour les finances de la communauté des résultats tout aussi déplorables.

(1) Comme par le passé, les réunions ordinaires avaient lieu tous les six mois, en mars et en août. Quant aux séances extraordinaires, elles n'avaient rien de fixe. On était convoqué aux unes et aux autres par un billet rédigé et signé par les syndics, qui était colporté de boutique en boutique par un portefaix, et qui, dans les circonstances graves, devait être signé par chacun des maitres. Ce fut seulement dans la seconde moitié du siècle que l'on substitua aux billets manuscrits des billets imprimés.

Les assemblées se faisaient dans la maison du premier syndic ; mais, en 1774, on loua à cet effet une chambre dans le couvent des Carmes Le rendez-vous était tantôt à neuf heures du matin, tantôt à deux heures de l'après-midi.

Tous les ans, on faisait célébrer une messe solennelle suivie d'une distribution de pain bénit.

Suivant les époques, les adversaires varient, mais au fond le procès a toujours le même point de départ. Faire respecter les privilèges professionnels, mettre une barrière aux empiétements qui se produisent : tel est l'éternel thème de ces luttes sans cesse renaissantes. De là, pour le lecteur, un cadre un peu monotone ; de là, pour l'historien, l'obligation de s'en tenir aux grandes lignes, aux indications capitales. C'est ce que nous avons dessein de faire ; car, s'il est impossible de ne point parler de ces revendications, il n'est pas nécessaire de proportionner le récit à la durée et à la longueur des débats.

Non contents de s'immiscer dans les fonctions de médecin, nombre de maîtres en chirurgie faisaient encore *œuvre d'apothicaire*. A s'en référer à une foule d'indices, ils ne se gênaient en aucune façon et débitaient à tout venant des pommades, des onguents et même des médecines. Tout d'abord, ils avaient livré des médicaments achetés chez l'apothicaire voisin ; mais à la longue, déposant le masque, ils s'étaient faits les préparateurs de leurs arcanes. Cette manière d'agir leur procurait plusieurs avantages. D'abord, par cette conduite, ils dissimulaient plus aisément leur braconnage sur le terrain de la médecine ; ensuite, ils rendaient davantage leurs obligés les clients qui leur confiaient la direction de leur santé ; enfin, quand venait le quart-d'heure de Rabelais, ils rencontraient moins de récalcitrants, et étaient plus facilement et plus sûrement rémunérés.

Les apothicaires, c'est une justice à leur rendre, fermèrent longtemps les yeux sur ces usurpations de fonction ; mais à la fin, la patience leur échappa. Pour faire un exemple, ils citèrent devant le Sénéchal trois des plus compromis, qui, chose singulière, confirmèrent textuellement la déposition des témoins. Devant ces aveux dépourvus d'artifices, l'hésitation n'était pas permise ; aussi les coupables furent-ils condamnés à l'amende.

A partir de ce moment (1724), les apothicaires se désintéressèrent de la question; mais elle ne fut pas enterrée pour cela. S'autorisant des déclarations faites par les chirurgiens, les médecins reprirent en sous-œuvre l'instance commencée, et la poursuivirent pour leur propre compte. Vu cette particularité, on est même autorisé à se demander si les premiers intervenants n'ont pas été, en cette circonstance, poussés par les conseils et les suggestions des derniers.

A cette première lutte succéda une période de calme, qui se prolongea durant un quart de siècle. Il se produisit toutefois, dans l'intervalle, un incident qui, bien que sans grande importance, n'en mérite pas moins d'être raconté. Ce qui lui vaut cet honneur, c'est qu'il est par lui-même une révélation, un véritable trait de mœurs.

Une demoiselle, que le laudanum avait soulagée, lui voua une telle reconnaissance qu'elle finit par ne pouvoir s'en passer. Pour faire diversion à cette habitude entretenue par la connivence intéressée d'un apothicaire, on se détermina à la marier; mais l'autorité de l'époux n'eut pas plus d'effet que l'autorité paternelle. Il en fut de même des remontrances des médecins. En vain tous s'accordent à déclarer que les troubles de la santé dépendent de l'abus de cette drogue ; qu'il faut lui attribuer la fluxion *(sic)* dont cette femme est atteinte et la stérilité dont elle est affectée; malgré leurs dires, elle persiste dans ses errements et continue d'absorber de telles doses de ce narcotique, que *la maison conjugale en est entièrement dérangée*. Que fait alors le mari? Dans son désespoir, il recourt à l'intervention d'un huïssier, et fait signifier (7 septembre 1736) à tous les apothicaires son intention de poursuivre en justice celui qui délivrera du laudanum à sa femme.

On ignore le dénouement de cette histoire tout au moins singulière; mais on a lieu de présumer qu'il fut heureux. Par suite des menaces du mari, l'ingestion du laudanum devint impossible et conséquemment la monomanie de l'épouse dut disparaître avec la cause qui l'avait fait naître. *Sublata causa, tollitur effectus.*

Les pharmaciens ne prennent pas aujourd'hui pareille licence, ou du moins ne sont autorisés à délivrer du laudanum que sur ordonnances de médecins; mais, au XVIIIe siècle, ils se donnaient toutes permissions et s'octroyaient tous pouvoirs. Quoiqu'ils sortissent fréquemment de leurs attributions et fissent de nombreux empiétements sur le domaine de la médecine, ils y rencontraiént plus d'épines que de fleurs. Si le public n'était pas fâché de pouvoir compter sur l'assiduité de leurs visites, il se montrait moins empressé à leur donner des marques de sa sincère gratitude. A tout propos, il usait et abusait d'eux ; mais, dès que les évènements trompaient les prévisions, il ne se gênait pas pour leur tourner le dos. C'était par ce procédé un peu cavalier qu'il acquittait généralement sa dette de reconnaissance.

Chose triste à dire, mais nécessaire à confesser, le public ne devait pas se borner à ces témoignages d'ingratitude ; il lui était réservé d'aller plus loin et de déserter ouvertement les officines des apothicaires en titre. Les prétextes ne manquaient point pour colorer cette fugue. Il mettait en avant la cherté des drogues et leur médiocre efficacité, l'absence fréquente du patron, l'éloignement des officines par suite de l'extension incessante de la ville, et enfin la lenteur et la difficulté avec lesquelles elles s'ouvraient la nuit.

En regard de ces défauts ou de ces inconvénients, le public opposait les qualités sans nombre de l'apothicairerie des RR. PP. Capucins. Grâce à leurs relations, ces derniers achètent sur les lieux à beaux deniers comptants; ils ont par suite des drogues plus pures et qui opèrent avec plus de succès. Ensuite, à raison de la situation du couvent, la pharmacie se trouve à proximité des faubourgs populeux; enfin, comme les Pères passent la plus grande partie de la nuit en prières, ils sont en mesure de pourvoir aux accidents nocturnes (1).

Ces propos, qui se colportaient de maison en maison, émurent les apothicaires.

A les en croire, c'étaient là tout autant de paroles mensongères, de calomnies gratuites, dont les auteurs eussent mérité d'être poursuivis sans trève ni merci par devant les tribunaux.

Quant aux Capucins, causes de tout le mal, instigateurs de tous ces troubles, ils font un commerce illicite, que les lois réprouvent et punissent avec sévérité. Sans doute, il n'est interdit à personne de faire œuvre de charité ; mais il n'est permis à personne de s'ingérer dans une fonction privilégiée et consacrée par l'autorité royale. Or, tel est le cas des apothicaires nimois. En vertu des lettres patentes de Henri III et de Louis XIV, ils ont seuls le droit d'exercer une profession qui réclame des lumières et des connaissances spéciales.

Les Capucins ne se trouvent point dans des conditions identiques. Rien, dans leurs statuts, ne les autorise à faire œuvre d'apothicaire ; en revanche, une foule d'arrêts leur interdisent cette fonction. Il a pu y avoir, à cet égard, tolérance, mais il n'a jamais été donné d'autorisation. Le Conseil d'Etat, à la date du 17 décembre 1698, a cassé et annulé un arrêt du parlement de Bordeaux, et défendu à tous religieux d'exercer le métier d'apothicaire, à peine de cinquante livres d'amende, de confiscation de leurs remèdes, et d'être renfermés, pendant un an, à vingt lieues de l'endroit où ils débitaient des remèdes.

Or, si cette défense avait alors sa raison d'être — les religieux mendiants et non mendiants, ainsi que les jésuites, se soumirent sans relever appel de cet arrêt — il doit en être semblablement aujourd'hui. Les progrès ac-

(1) Ce passage est la reproduction à peu près textuelle des arguments mis en avant par Freydier, l'avocat des RR.PP. Capucins (s. d., vers 1749).

complis en pharmacologie, les découvertes effectuées tous les jours ne font que motiver plus fortement cette interdiction. Loin d'accorder à tous la liberté de débiter les remèdes, il est sage d'en confier la vente seulement à ceux qui en connaissent toutes les vertus; et par suite, loin de se montrer large à cet endroit, il convient d'exiger des garanties de plus en plus sérieuses des personnes qui se consacrent à cette délicate et difficile profession.

Malgré la force et la puissance de cette argumentation, elle n'eut pas les honneurs de la victoire. Le Sénéchal débouta les apothicaires de leur demande, et le Parlement de Toulouse confirma purement et simplement la sentence. Il restait pour ressource dernière de porter l'affaire au Conseil d'Etat; mais, soit découragement, soit tout autre motif, les vaincus crurent devoir s'abstenir. En vain un avocat, leur écrivant à ce sujet, fait valoir que *les moines ne sont pas en crédit à Paris*, ils conservent leur doute et résistent à ces exhortations intéressées.

Cette conduite, commandée par l'état des finances, l'était encore par les souffrances de la profession.

Quoique les mauvais jours fussent encore éloignés, les jours prospères ne devaient plus revenir.

Les privilèges ne sont pas encore périmés, mais ils semblent avoir perdu de leur efficacité. Si les avocats ont découvert un vice de forme — le défaut d'enregistrement des lettres-patentes de Henri III par le Parlement de Toulouse — les magistrats, sans se prononcer au fond, inclinent à l'indulgence et répriment avec mollesse les empiètements qui leur sont signalés. De là l'audace des usurpateurs de la profession, de là l'accroissement des vendeurs de remèdes à domicile.

Tout conspirait, du reste, contre l'apothicairerie; tout s'acharnait à la destruction de l'antique édifice. Les médecins, au nom du bon sens, les savants, au nom de la chimie, en sapaient les fondements vermoulus. Unis dans une même pensée, associés dans une commune action, ils travaillaient à faire litière du passé, à reléguer aux oubliettes les oripeaux de la polypharmacie.

A ces attaques, inspirées par une pensée purement humanitaire, venaient s'en joindre d'autres moins désintéressées. En dépit de leurs mobiles manifestes, elles n'en obtenaient pas moins, auprès des masses, un succès considérable. Cette société, plus élégante qu'instruite, plus corrompue que vraiment éclairée, était malhabile à discerner la vérité de l'erreur Crédule à l'excès, elle ajoutait foi à tous les propos et notamment aux prospectus promettant conservation de la beauté, prolongation de la jeunesse et guérison à tous les maux.

La faveur avec laquelle étaient accueillies ces prétendues découvertes, en multiplia le nombre. Elles vinrent de tous côtés, du Nord comme du Midi, de l'Orient comme de l'Occident; mais, en dépit du mystère dont elles s'entouraient, elles ne tinrent que médiocrement leurs promesses. Certes, je suis loin de prétendre qu'elles fussent toutes issues d'un charlatanisme malsain; mais il est certain que les meilleures d'entre elles ne possédaient qu'une minime partie des vertus qui leur étaient attribuées. Toutes ces annonces sont ridiculement exagérées; seul le panégyrique du quinquina, par le bon La Fontaine, se trouve au-dessous de la réalité, et pourtant il est l'œuvre d'un poète (1).

Quant à ces recettes merveilleuses, elles étaient de provenance variée. Les unes étaient un legs charitable

(1) Aux remèdes secrets ont succédé aujourd'hui les *spécialités;* mais, si le nom a changé, le fond est, à quelques exceptions près, resté le même. S'il en est quelques-unes de sérieuses et d'utiles, le plus grand nombre est dépourvu de valeur. Ce sont de véritables superfétations pour ne pas les qualifier plus sévèrement. Disons-le en toute franchise, de l'avis des médecins compétents, les spécialités pharmaceutiques sont une des plaies de la médecine contemporaine.

fait par un médecin célèbre ; les autres étaient un secret de famille transmis de génération en génération ; celles-ci avaient été rapportées d'un pays lointain ; celles-là avaient été maintes fois éprouvées par un prieur devenu médecin par charité. Toutes affectaient la prétention de guérir, et pourtant tout le monde se mêlait de les composer. Chose digne de remarque, en effet, quand on parcourt ces prospectus qui étaient distribués aux portes des églises, à la sortie du spectacle, on trouve parmi les inventeurs des personnes de toutes conditions (1), mais assurément plus d'ignorants que de gens compétents.

Au milieu de ce déluge de productions hétéroclites, les corps savants conservent une attitude des plus dignes. S'ils sont impuissants à en arrêter la naissance, ils s'opposent du moins de toutes leurs forces à leur diffusion, et s'élèvent avec énergie contre ces industriels qui, sous le couvert de la science, tirent profit de la crédulité humaine. Ouverte aux nouveautés, mais rebelle aux engouements, la Faculté de médecine de Montpellier ne se contente pas de proscrire en bloc les compositions secrètes; elle rappelle à ceux de ses membres qui seraient tentés de s'engager dans cette voie, la conduite qu'ils doivent tenir sous peine de forfaire à leurs devoirs de médecin (2).

(1) Toutes les professions étaient représentées ; il y avait même de vieilles femmes et des demoiselles mûres qui se livraient à cette industrie. Le sirop d'absinthe de la composition de Mlle de Bouguer, de Montpellier, se vendait, à Nimes, chez David Plauchut. A la même époque, c'est-à-dire en 1731, un droguiste vendait un orviétan thériacal, et une pierre précieuse inventée par un nommé de Beaufort, chirurgien et opérateur. Signalons encore un apothicaire de Calvisson, nommé Boyer, qui, muni d'un certificat délivré, à la date du 25 août 1726, par les médecins nimois, débitait un remède de sa composition à la foire de Beaucaire, dans une boutique située sur le Pré, au *Poids du Roy*.

(2) Cfr une lettre du professeur de Sauvages, dans les *Médecins d'autrefois*, p. 188.

Quant aux apothicaires, soit pressentiment de l'avenir, soit attachement aux us et coutumes du passé, ils voyaient d'un mauvais œil ces préparations, qui ne tendaient à rien moins qu'à faire délaisser les électuaires et autres compositions. Dans leur dépit, ils leur interdisaient l'accès de leurs officines; mais, vu la législation en vigueur, ils ne pouvaient empêcher les droguistes et autres industriels de les débiter à tout venant. C'étaient là tout autant de concurrents, dont quelques-uns, par le fait des circonstances, ont acquis une fâcheuse notoriété.

Parmi ces derniers, le plus fameux, ou pour mieux dire celui qui a le plus fait parler de lui, fut un étranger nommé François Cipriotty (1). On ignore à la suite de quelles aventures il était venu s'établir à Saint-Gilles; mais on sait que, dans cette ville, il se fit un petit pécule en vendant un spécifique contre les fièvres d'accès, qui y ont régné de tout temps à l'état endémique. Sa réussite lui donna même l'ambition de se faire recevoir maître apothicaire; mais, repoussé dans sa prétention, il travailla à tirer vengeance de cet échec.

Tout entier à cette pensée, il transporta, vers 1763, ses pénates à Nimes; mais, dissimulant ses desseins, il créa un café au faubourg de Richelieu. Si, dans la première pièce, on buvait et jouait au billard, dans l'arrière-magasin, on débitait toutes sortes de panacées. Cette dernière industrie acquit une telle prospérité, que Cipriotty se crut autorisé à lever le masque. Non content d'annoncer par une enseigne la vente de ses spécifiques, il chercha à accroître le nombre de ses clients en répandant des prospectus à profusion.

(1) Né à Rome, vers 1716, François Cipriotty y avait épousé Angélique Touzaty. Dans le mortuaire de sa fille, il est qualifié *médecin privilégié*. Il mourut le 18 mars 1786. Avec lui ne s'éteignit pas son industrie A ce que nous apprend le *Journal de Nismes* (1787), sa veuve recueillit l'héritage et continua la vente de l'*opiat fébrifuge*.

Malgré leurs trop nombreuses déconvenues, les apothicaires crurent opportun de demander à la justice la répression de semblables agissements. N'étaient-ils pas offensés dans leur dignité, lésés dans leurs privilèges professionnels, et devaient-ils rester sous le coup des outrages dont ils étaient l'objet ? Enfin, n'étaient-ils pas assurés de la victoire? Ils avaient pour eux le bon droit, et pour adversaire un étranger baragouinant le français et dépourvu de tout protecteur.

L'évènement sembla tout d'abord justifier leurs prévisions, mais bientôt la fortune changea. Cet adversaire, qu'ils accablaient de leur mépris, n'était pas le premier venu. S'il ignorait les éléments de notre langue, il connaissait à fond les ressources dont dispose le charlatanisme. D'après les apparences, il semble céder ; mais en réalité il prépare en silence de nouvelles batteries. Il laisse enlever son enseigne, mais peu après il la remplace par une autre plus alléchante encore : CIPRIOTTY, PRIVILÉGIÉ DU ROY, *vend des remèdes infaillibles contre toutes sortes d'accès.*

Quelques mots suffiront à expliquer cette volte-face.

Il y avait à Paris un docteur régent, ancien professeur de la faculté de médecine, nommé Dionis, qui, après avoir composé un *orviétan* de sa façon, avait obtenu, grâce à de hautes influences, le privilége de le faire débiter par tout le royaume. Que valait cette composition ? On ne sait, mais elle avait le précieux avantage de donner au dépositaire, quel qu'il fût, le droit de la vendre à tout venant. C'est ce qui la fit rechercher par Cipriotty. Moyennant quelques écus, il obtint la concession du privilège et eut même l'habileté de faire intervenir Dionis dans le procès pendant.

Pour détourner le coup qui les menaçait, les apothicaires cherchèrent à éclairer Dionis sur son étrange associé, mais ils n'y parvinrent point. Non-seulement ce descendant dégénéré de l'auteur du *Traité d'opéra-*

tions et du *Cours d'accouchements* n'ajouta aucune créance à leurs accusations, mais encore il poussa l'indélicatesse jusqu'à communiquer à son dépositaire la lettre qui lui avait été adressée (18 octobre 1768) par Verjac, le syndic des apothicaires.

Cipriotty tira parti de ce document, dans lequel il était traité d'*aventurier* et de *charlatan*. Il poursuivit les apothicaires en diffamation; et comme alors les vérités étaient, comme aujourd'hui, dangereuses à dire, les vainqueurs de la veille devinrent les vaincus du lendemain (7 août 1770).

Pour mettre la profession au niveau des progrès accomplis par la science et la relever de l'état dans lequel elle était tombée (1), de nombreuses réformes étaient nécessaires; mais la plus urgente était, sans contredit, la rupture de l'association existant entre les apothicaires et les épiciers. Réclamée depuis longues années par les esprits les plus éclairés et les plus compétents, elle continuait à être repoussée avec obstination par les derniers, qui se prévalaient d'une possession séculaire. Malgré leur résistance et après de nombreux atermoiements, la cause de la science finit par triompher; et, le 25 août 1777, les apothicaires de Paris obtinrent leur affranchissement. La législation fit même un pas de plus. Pour donner à l'art pharmaceutique le degré d'importance qu'il mérite, le corps des apothicaires de la capitale fut érigé en Collège de pharmacie, chargé de l'instruction des élèves et de la réception des maîtres.

Cet évènement eut un énorme retentissement.

(1) Cet état précaire ressort d'une foule d'indices dont le plus significatif est le suivant. Tandis qu'à cette époque il y avait 24 apprentis chirurgiens, il n'y avait que quatre garçons apothicaires. Par suite, le recrutement de la profession devenait difficile. Quoique, en 1780, Nimes comptât près de 40.000 âmes, il s'y trouvait seulement sept apothicaires-jurés.

A s'en référer aux documents contemporains, il fut accueilli avec enthousiasme et considéré comme l'aurore d'une ère nouvelle. Ce n'était cependant qu'un triomphe partiel ; mais personne, parmi les intéressés, ne doutait qu'il ne devint universel. En attendant, tout le monde se mit en mouvement pour être appelé à recevoir le même traitement. A l'unanimité, les compagnies des principales villes s'accordèrent à évoquer les nouvelles dispositions, et celle de Nimes, en particulier, se signala par son empressement à en réclamer les bénéfices.

Dans son mémoire au Conseil d'Etat — mémoire qui est trop étendu pour être reproduit et trop important pour ne pas être analysé —, elle rappelle toutes les circonstances qui lui donnent des droits à la bienveillance du pouvoir. Après avoir remémoré les garanties que présente chacun de ses membres, le long apprentissage qu'il doit faire, la série d'examens qu'il doit subir avant d'être reçu, elle démontre la nécessité de ces garanties. C'est donc à bon droit que les rois qui sont les « Pères communs du peuple et qui veillent à la sûreté de leur royaume », les ont exigées de ceux qui ambitionnent le titre de maitre-apothicaire ; car leur absence eût exposé à de nombreux accidents la vie de leurs sujets.

Et pourtant, en dépit de la sagesse de ces prescriptions, des recommandations de l'autorité, il est une foule d'individus qui journellement s'immiscent dans ces fonctions, et prennent la licence d'administrer des médicaments dont ils ne connaissent pas la vertu ; ce sont (je cite textuellement cette curieuse énumération) :

« 1° Les Capucins, ainsi que les autres communautés religieuses, qui, ne devant avoir officine que pour les religieux malades de leur couvent, distribuent des remèdes aux gens du dehors.

« 2° Les sœurs-grises, qui sont pensionnées par la ville, et qui, selon la règle de leur institut, doivent se consacrer au soulagement des pauvres sans aucun espoir de salaire, composent et vendent toutes sortes de médicaments.

» 3° La plupart des chirurgiens de la ville, en contravention aux règlements, s'immiscent dans notre profession et nous enlèvent le fruit de nos labeurs.

» 4° Des charlatans domiciliés, sous prétexte d'avoir découvert quelques procédés chimiques, les répandent, trouvent des dupes et font souvent des victimes (1).

» 5° Des revendeurs, qu'on appelle *mangonniers*, connaissant à peine le nom des drogues médicinales, s'avisent de faire des compositions pharmaceutiques. Comment cela ? Avec les drogues de rebut qu'ils vont acheter à la foire de Beaucaire ; avec les restes de la manne, casse, rhubarbe, sené que nous y avons laissés, et avec du bois et des racines plus propres à servir de nourriture aux vers qu'au soulagement des hommes ».

Au premier abord, ce tableau paraît chargé en couleur ; et cependant, si on lit les documents contemporains, on ne tarde pas à reconnaître qu'il est au-dessous de la réalité. Ainsi, il n'est nullement parlé des maréchaux-ferrants, qui, suivant l'expression de Figaro, donnaient aux hommes de bonnes médecines de cheval, ni des commerçants de toutes sortes qui, dans un but de lucre, se faisaient les prôneurs enthousiastes des remèdes secrets dont ils avaient le dépôt (2).

(1) Outre Cipriotty, il faut encore mentionner Charisi (Pierre-Constant). « Cet opérateur, qui est depuis peu en cette ville et comme en passant avec ses père et mère », épousa, le 14 mai 1776, Marie-Anne, fille du sieur François Vidalenche, musicien de profession. Ce mariage paraît l'avoir fixé définitivement dans notre ville. Ce qu'il y a de positif, c'est qu'en 1788 il est arrêté pour débiter un élixir faussement annoncé comme ayant été autorisé par la Société royale de médecine, l'Académie royale des sciences, etc., etc. (*Arch. départ. de l'Hérault*, C 142). On voit que cet industriel était tout aussi audacieux que son compatriote.

(2) Par exemple, l'eau anti-putride de Beaufort, médecin ordinaire du roi, ancien professeur de médecine, se vendait chez Céas, marchand-tailleur, rue du Clocher, au coin de celle du Four de l'Esclaux. Cette

Est-il besoin de l'ajouter ? la société, comme la pharmacie, souffrait de cet état de choses, et par malheur elles étaient l'une et l'autre impuissantes à remédier aux maux qui en résultaient. Si la première n'était pas suffisamment éclairée pour échapper aux séductions du charlatanisme, la seconde avait des privilèges trop mal définis pour veiller efficacement à la défense des intérêts professionnels. Les seules armes qui fussent à la disposition des apothicaires, les saisies et les procès, étaient des moyens plus onéreux pour eux-mêmes que redoutables à leurs adversaires. En un mot, pour mettre un terme à ces empiétements incessants, il ne suffisait pas de rompre l'*antique et fatale alliance*, il fallait encore protéger les apothicaires par des lois mieux ordonnées.

Cette tâche incombait au Conseil d'Etat ; mais, quoiqu'il ait été maintes fois saisi de demandes semblables, il ne paraît pas s'être occupé de les faire aboutir. Soit indifférence, soit tout autre motif, il examina ces mémoires, mais il ne se prononça point. Il remit au lendemain les réformes à exécuter ; mais ce lendemain ne devait jamais venir.

VII

Ce renvoi aux calendes grecques aurait dû ne pas surprendre les maîtres en pharmacie (1), et pourtant, in-

eau, vertement dénigrée par le célèbre docteur Baumes, donna lieu à une polémique curieuse. « Nous souhaitons, écrit le prôneur du remède, qu'il [Baumes] devienne aussi célèbre dans la pratique que dans la théorie ». (*Journal de Nismes*, t. III. p. 249). Baumes était, à la même époque, en lutte avec deux empiriques dont l'un prend nom et titre de « de Bric, baron de Papul et autres places, médecin-chirurgien des Académies de Paris », et l'autre de Robin du Bourg St-Andéol, ci-devant médecin du Cap Français. (*Arch. départ. de l'Hérault*, C 144).

(1) C'est la désignation que, pour rompre avec le passé, les apothicaires commencent à prendre. Cfr. note G.

dice des temps nouveaux, il eut pour effet de les blesser. Considérant cet atermoiement comme un véritable déni de justice, ils s'en prirent pour la plupart à la royauté et lui firent, à partir de ce moment, une opposition sourde, mais incessante. Ils se placèrent parmi les mécontents, et, lors de la convocation des Etats généraux de 1789, furent des premiers à se lancer dans le mouvement.

L'enthousiasme avec lequel ils accueillirent l'*Assemblée nationale* était sincère assurément, mais n'était nullement désintéressé. Si, comme citoyens, ils n'étaient pas fâchés d'acquérir des libertés nouvelles, c'est surtout en qualité d'industriels, de commerçants et d'hommes de science qu'ils se félicitaient du résultat obtenu. Eux, qui avaient été les alliés de la veille, espéraient avoir leur bonne part dans les réformes promises et bénéficier largement du nouvel ordre de choses.

L'espoir dont ils se berçaient ne devait point se réaliser. En dépit de leur origine, les élus de la nation ne se montrent pas plus empressés que les élus de la monarchie. Amère dérision ! Ils se comportent de la même façon et ont les mêmes procédés. Comme leurs prédécesseurs, ils nomment une commission pour examiner et dépouiller les mémoires ; mais, pas plus qu'eux, ils ne donnent satisfaction aux désirs qui y sont exprimés. Les hommes ont changé, mais le traitement reste le même.

Ce nouvel ajournement ne découragea point les pharmaciens, mais les amena à renouveler leurs instances. Mieux écoutés cette fois, ils obtinrent d'être remboursés du montant des offices d'inspecteur ; mais, avant de l'être, ils durent attendre un temps infini (1). Qu'on en juge par

(1) La corporation avait un passif d'environ cinq mille livres, dont quatre mille trois cents étaient dues à l'hôpital général, par suite d'un legs fait, en 1773, par un de ses créanciers, P. Périllier, ancien prieur de Redessan. Elle avait pour procureur Courbis et pour avocat Biacher.

Quant à son avoir, il se composait des cotisations annuelles (22 livres

ce trait : il fut décidé que le paiement n'aurait lieu qu'à Paris, qu'on suivrait l'ordre alphabétique ; mais la caisse publique était tellement à sec que, après trois mois, on en était encore aux villes dont le nom commence par la première lettre.

Ce fut l'unique satisfaction accordée aux pharmaciens ; quant aux réformes demandées de tous côtés, elles restent en projet. Les choses viennent à un tel point que leur dernier syndic, P. Bérard, qui a l'occasion d'échanger quelques lettres avec son célèbre compatriote le député Rabaut Saint-Etienne, n'ose pas aborder ce sujet, tant il redoute d'être importun. On ne saurait, en tous cas, expliquer sa réserve par un oubli ; car, quelques jours avant l'une de ses lettres, il a, avec ses collègues, adhéré au projet de réforme proposé par les pharmaciens de Lyon.

Inutile de dire que ce mémoire, comme un autre envoyé peu après, resta sans effet.

Les évènements politiques se précipitent et ne laissent plus matière à illusion. Le vent n'est plus aux réformes pacifiques, mais aux bouleversements radicaux. Le découragement gagne les esprits, et les enthousiastes eux-mêmes perdent toute espérance.

Enfin la corporation des apothicaires reçoit le coup de grâce, le 30 mai 1792, et meurt dans sa deux cent dix-huitième année. Nul n'a le courage de prononcer son oraison funèbre ; mais les évènements dont il nous reste à parler font regretter la disparition de cette communauté.

5 sous pour chaque membre), du droit de réception des chirurgiens de village qui exerçaient la pharmacie (48 livres), et de celui des maîtres en pharmacie (60 livres) ; comme mobilier, elle possédait un coffre contenant un grand registre, un sac *de nuit* bourré de pièces, un tapis, une table, un cachet, etc., etc.

VIII.

La Révolution ne mit rien à la place de ce qu'elle avait détruit. Elle eut d'autres soucis, ou mieux, elle se créa de nouvelles occupations. En supprimant les privilèges, elle laissa à chacun la liberté d'exercer la pharmacie. Tout le monde n'usa pas de cette faculté ; mais il se trouva des apprentis, et même des serviteurs, qui s'autorisèrent de cette situation pour ouvrir des officines et faire concurrence à leurs anciens patrons.

Malgré son bon vouloir, l'historien n'a pas grand bien à dire de ces pharmaciens improvisés. Plus présomptueux qu'instruits, plus audacieux qu'expérimentés, ils ont fait un médiocre honneur à la profession. S'il en est qui, à force de travail et de persévérance, sont parvenus à réparer les lacunes de leur éducation professionnelle, la plupart se ressentent de leur origine et en conservent la tache indélébile. Quelques-uns-même, en accumulant fautes sur fautes, erreurs sur erreurs , ont donné lieu à des plaintes et motivé un arrêté préfectoral qui est la condamnation de leurs regrettables agissements.

Les circonstances particulières au milieu desquelles a été pris cet arrêté lui donnent une importance majeure et une signification des plus considérables. C'est, en effet, au lendemain de la tourmente révolutionnaire, au moment où tout se trouve dans la désorganisation la plus complète, que le préfet nouvellement installé s'empresse de le rédiger et se fait un devoir de tenir la main à son exécution. Je le demande, n'est-ce pas reconnaître *ipso facto* que le mal est à son comble et réclame les remèdes les plus urgents ?

Fidèle interprète de l'opinion publique, qui, après une longue éclipse, a repris tout son empire, il rend hommage au savoir et à la probité des pharmaciens d'autrefois. Il s'empresse de reconnaître la validité de leurs titres, le bien-fondé de leurs prétentions ; mais il est loin de traiter avec les mêmes égards, avec la même déférence, ceux qui se sont octroyé de leur propre mouvement des fonctions analogues.

Il ne va pas cependant jusqu'à les condamner sans les entendre, mais il exige qu'ils donnent des preuves publiques de leur aptitude et de leur capacité professionnelle. Il ne suspecte pas d'une façon absolue leur instruction, mais, avant d'accorder son autorisation, il tient à être éclairé. En conséquence, et vu l'absence de toute école de pharmacie — les écoles de Paris, de Montpellier et de Strasbourg ne furent créées que quelques années plus tard — il institue un jury et soumet à son jugement tous ceux qui, dépourvus de titres, désirent continuer l'exercice de la pharmacie (1).

En somme, dans les mesures prises pour protéger la société menacée par la cupidité et l'ignorance réunies, il s'inspire du passé et ressuscite en quelque sorte le régime qui vient de disparaître. Il fait, en 1801, ce qui avait été fait en 1574, et emploie, pour la défense de la société, des moyens analogues à ceux qui avaient été inventés pour sauvegarder les intérêts professionnels (2).

Cet arrêté eut un plein succès. Grâce à l'assistance d'un jury compétent et sévère, le terrain fut déblayé et la profession fut débarrassée des parasites qui la discréditaient. Par son initiative, le préfet Dubois mit fin à une situation que les évènements avaient rendue intolérable, et le département du Gard lui dut de jouir des bénéfices de la protection, deux ans avant la promulgation de la loi du 11 avril 1803, qui en consacrait le principe.

(1) Voir la note J.

(2) Il n'y a pas lieu d'être surpris de cette rencontre. Pour qui va au fond des choses, les intérêts de la société sont, à ce point de vue, en connexion intime avec ceux de la profession.

Là finit la tâche que s'était imposée l'historien. Pressé par l'heure, il n'a pu épuiser ce sujet ; mais tout ce qu'il a lu lui a donné la conviction qu'on ne saurait trop multiplier les garanties. Loin de laisser à chacun la liberté d'exercer la pharmacie, il voudrait qu'on s'attachât à diminuer le nombre des pharmaciens ; loin de faciliter l'accès de la carrière, il voudrait que, par la difficulté des épreuves, on restreignît le nombre des prétendants. Enfin il désirerait également qu'on ne reçût à l'avenir que des pharmaciens de première classe. Par ces réformes, le législateur relèverait la profession dans l'estime publique, et rendrait plus rapides et plus assurés les progrès ultérieurs de la pharmacie.

PIÈCES JUSTIFICATIVES

Pour cette étude historique, nombreuses auraient été les pièces justificatives, si nous n'avions dû faire un choix et réduire à une dizaine celles dont la reproduction intégrale a paru nécessaire. Par conséquent, nous n'avons nullement tendu à être complet ; nous avons cherché simplement à mettre sous les yeux du lecteur les documents les plus curieux ou les plus importants.

Ainsi que nous l'avons fait dans nos précédentes publications, nous donnons, à la suite de cet appendice, l'énumération, ou, si l'on veut, la notice des maîtres-apothicaires. Autant cette tâche nous avait été facile à l'égard des maîtres-chirurgiens, autant elle a présenté ici de sérieuses difficultés. Les *Archives départementales,* sur lesquelles nous comptions beaucoup, ne nous ont rien fourni. En effet, soit que les registres de maîtrise aient été égarés, soit que l'un des membres ait négligé d'en faire le dépôt au moment de la dissolution de la Communauté, cette ressource, si capitale à tous les points de vue, nous a complètement manqué.

Avec conscience et scrupule, nous avons compulsé les baptistaires et les mortuaires de l'époque ; mais nous ne saurions nous flatter d'avoir, par ces investigations, triomphé de toutes les difficultés.

A. — Apothicaires-Épiciers.

Pendant les quatre premiers siècles de leur existence, les apothicaires ont été plus épiciers que pharmaciens. Quoique le fait ne soit nullement à leur gloire, j'ai cru devoir, pour rendre hommage à la vérité historique, mettre sous les yeux du lecteur quelques-unes des preuves qui ont été recueillies. *Amicus Plato, sed magis amica veritas.*

« Sapion totz que yeu Peiro de Nemze, espeicayre de Nemse, confesse aver agut et realmens receuput dels honorables

Senhos Cossols de la Ciutat et del castel de las Arenas de Nemse, per las mans de.... lur clavari, per papier, tencha et cera, aguz de me aquest an, cinq moutons, v gros trés cartz, I picta, tant en rabatement de mon talh, coma en assignations a me fachas; delscals v moutons cinq gros trés cartz, I picta, soy content. Lo v jorn de Febrié, l'an M.CCCC.XXXIII. *Ita est.* Peyre de Nemze (Ménard, t. III, preuves, p. 242).

Le 16 août 1476, le prince de Tarente ayant traversé la ville, les consuls lui firent, entre autres présents, cadeau de vingt livres de dragées, de « quatuor duodenis quatuor intorticiis bacculorum, decem intorticiis macissis, habitis a Claudio de Minori-villa, Guillehmo Malheti et decem..... habitis a Johanni le Petre». (*Ménard, loc. cit.*, p. 327).

Le 4 mars 1478, pour fêter la nomination du général des finances François de Genas, les consuls achètent à G. Malhet six flambeaux de cire, à Claude de Menonville, à la veuve de Jean le Pestre (*sic*) et à Durand du Thor, douze livres de dragées. (*Ménard, loc. cit.*, page 339).

En 1480, lors de la consécration du nouvel évêque Etienne Blosset, les consuls achètent à Claude de Menonville six livres de dragées et douze flambeaux de cire. (*Ménard, loc. cit.*, p. 343).

Dans le tome suivant de Ménard, se trouvent de nombreux témoignages établissant le caractère mixte des attributions des apothicaires; aussi, pour ne pas fatiguer le lecteur, je me borne à consigner les indications les plus curieuses. Outre les chandelles, les flambeaux de cire, les dragées, qui reviennent presque chaque année, les apothicaires vendent aux consuls des gâteaux, de l'hypocras rouge et blanc (*Preuves*, t. IV, p. 48), du salpêtre pour rajeunir une poudre ancienne (*ibid.*, p. 65). Chose curieuse ou tout au moins singulière, une seule note concerne les médicaments. « Paié à Claude de Menonville la somme de dix-neuf livres sept sols tournois, pour avouer forny drogues et ce que le barbier demandoit, nécessaire à la sainclé des pestifferés et infects durant le dict temps (1520), ainsi que appert par rolle balhé par le dict de Menonville et compte d'icelluy rolle, arresté au pied par Guilhaume Deyron, Pierre Morier et Pierre Veyrier, commis à ce faire (*Ménard, loc. cit.*, p. 112).

Avec le XVIe siècle, l'apothicairerie paraît s'être rapprochée davantage de la pharmacie moderne ; mais elle est loin d'avoir tout à fait rompu avec les anciennes traditions. Ainsi que cela ressort des *comptes du chapitre,* elle reste en possession de fournir les églises et la cathédrale en particulier de cierges et de flambeaux de cire. Enfin, en 1575, Laurent Joubert (*Erreurs et préjugés,* etc., 2e *partie,* p. 107), écrit ce passage significatif : « Le nom des drogues est fort odieux et horrible au vulgaire, mesmes tout ce qui vient de chez l'apothicaire, sinon le sucre, l'hypocras, les biscuiteaux, le pignolat, les tartres de Massepan, confitures et autres friandises ».

Au XVIIe siècle, l'apothicaire abandonne tout à fait la confiserie, mais conserve la vente du sucre et la fabrication des chandelles. Le 23 octobre 1613, Cottelier, appelé au Consistoire pour «avoyr fait certaines chandelles qu'on accoustume d'employer ès temples des papistes, a esté censuré d'avoir parlé irrévéremment de ceux qui avaient fait le rapport, et a promis de se désister de faire davantage des chandeles ».

B. — Permission donnée par les consuls de Nimes à Claude de Menonville, maître-apothicaire, de réparer à ses frais le parvis de l'Eglise Cathédrale.

In nomine Domini nostri Jhesu Christi, amen. Anno incarnationis ejusdem M.CCCC.XC et die XVII. mensis Jullii, illustrissimo principe et domino nostro domino Karolo, Dei gratia rege Francorum, regnante, noverint universi quod, in presentia nobilium virorum Johannis Rossinholis, Petri Advocati, conconsulum Nemausi, venit in loco infrascripto discretus vir Glaudius de Minori-villa, appothecarius Nemausi, cuppiens et affectans, amore Dei, reparare introitum ecclesie cathedralis beate Marie sedis Nemausi, requirens in presentia venerabilium virorum dominorum Leonis Rosselli, sacriste, Johannis Johannis, decretorum doctoris, domini Martini de Montelimoso, procuratoris fiscalis domini Nemausensis episcopi, ut darent et ostenderent metas himmunitatis extra ecclesiam predictam : qui quidem unanimiter et concorditer, visis et palpatis omnibus, ad utilitatem reypublice et conservationem ecclesie, concesserunt quod dicta reparatio fiat, salvis himunitatibus et absque prejudicio earumdem, ab angulo cujusdam lapidis affixi in terra a parte meridiey, et secus appothecam Galcelmi de Agantico, habitatoris de Galasanicis, ad distantiam aque pendentis quatuor palmorum vel circa, et veniendo de directo de longo in longum usque ad capud logie civitatis Nemausi, accipiendo sub eodem et simili contextu et nyvello, et facere medium altitudinis duorum palmorum vel circa, cum parrapanda sive palpetino altitudinis trium palmorum, a parte dicte logie, tantum quantum concernit dicta logia, usque ad portam dicte ecclesie ; et fiant signa crucis in diversis locis. Et ita fuit concessum per dictos dominos consules, venerabiliumque virorum domini Petri Bonifilii, helemosinarii, domini Guillermi Paterani, prioris de Viridisico, domini Michaelis Misono, prioris des Puech-Favlard, domini Jacobi Carlati, domini Dominici Bereda, prioris de Ledinhano, canonicorum ejusdem ecclesie cathedralis, in premissis consencientium, absque prejudicio himunitatis et libertatis, semper de eisdem protestando. De quibus dictus de Minori-villa petiit instrumentum, necnon dicti domini canonici et consules, ad eternam rey memoriam. Acta fuerunt hec in dicta civitate Nemausi, et ante fores dicte ecclesie, testibus presentibus venerabili et egregio viro domino Petro de Podio, magistro Johanne Fineti, doctore in medicina, honorabili viro Ludovico Daviani, mercatore, Duranto Bordini, Johanne Bardeti, mercatore, Hugueto Laurentii, textore, Symone Boneti, serviente, Stephano Decani, furnerio, et pluribus aliis ibidem astantibus, et me Francisco Decani, notario, auctoritatibus apostolica et regia notario, qui de premissis instrumentum in notam sumpsi ; a qua quidem nota hoc presens et publicum instrumentum extraxi, scripsi, et grossavi, factaque decenti collatione hic me subscripsi et signo meo signavi, in fidem premissorum requisitus. F. D. (*Arch. de l'Hôtel de Ville*, Ménard, t. IV, *Preuves*, p. 52.

C. — Règlement pour la confrairie des apoticaires et épiciers de Nismes, établie sous le titre de Sainte Magdelaine.

Sen seguon las ordennances et articles faictz per manieire de confrairie, entre los mestres poticaris usans de médicine et obriés de obrage de cere et de autre marchandise touchant espicerie, de la présent cieutat de Nysmes, à la honnor de Dieu et de la glorieuse vierge Marie, et de la Marie Magdalene, laquala sera tiltre de leur dite confrairie ; losqualz demandon estre admesses et confermatz per vous, messenhors consolz de ladite cieutat, per aras et per lo temps advenir.

Et premieyramen, voulon et ordonnon los diz maistres, so és assaber : sen Glaude de Menonville, Cancien Jauselin, appoticaris et priors de ladite confrairie de la Marie Magdaleine per aquest an, Johan Puget, Raymonet de Nemze, Guilhem Malhet, Johan Guitard, Pierre Caylar, Anthoni du Tor, aussi appoticaris et obrans de cere et vendens marchandises d'espicerie, per els et leurs successors habitans, aras et per lo temps advenir, de ladite cieutat de Nysmes, que, al honnor de Dieu et de la Vierge Marie la maire, et de ladite confrairie de la Marie Magdalene, chascun mestre-appoticari usant de medicine, pagara chascun an, que commensara à la festa de la Maria Magdalene prochanament venant, als priors de ladite confrairie, cinq soulz tourn., et los autres mestres usans de cera et speciayres, pagaran tres soulz et x deniers tourn., et los varletz, guanhans guatges de chascun desdits mestres, pagaran deux soulz et six deniers tourn., et los apprentissez pagaran per leur intrade, lo premier an, cinq soulz, et après chascun an de leur apprentessaitge ung soult tres deniers ; losquals deniers se levaran per losdiz priors, et se metran en una boyta à part, laquala se ordenara per losdiz priors ; laquala boyta gardera l'un des priors de ladite confrairie, et l'autre la clau de ladite boyta.

Item an voulgut et ordenat que, chascun an, y aura en ladite confrairie dos priours, l'ung appoticari usan de médicine, et l'autre usan de cere ou espicerie ; et seran aquel an enseguen cap de mestier en ladite ville ; lesqualz seran tengutz de levar lesdiz deniers, tant des mestres que des servitors et apprentisses, à leurs propres coustz et despens, et d'en far la mealhe bonne à ladite confrairie.

Item an voulgut et ordenat que deldit argent se pagaran des torches per ladite confrairie, lasquales serviran à las processions ; et del demorant deldit argent se pagara lo pan que an accostumat de pagar los appoticaris et obradors de cira et autres especiayres, à la caritat que se fa lo jorn de l'Assencion à ladite cieutat.

Item que, quant sera commés alsdiz captz de mestier a veser et visiter aulcune marchandise ou compte per autoritat de justice, ou de partie à partie, la taxe, que es cinq soulz per home, sera convertida et messa à ladite boete, à la utilitat de ladite confrairie, ou mais ou mens, segon que auran de ladite visitation.

Item seran tengutz losdiz mestres de respondre et pagar alsdiz priours losdiz cinq soulz per intrade de leurs apprentisses et aussi los XV deniers desdiz apprentisses tous los ans, et parcillament los dos soulz six deniers tourn. per los varletz gaignant gaiges : et non seran tengutz losdiz priours de demandar losdiz deniers à aultre que à leurs maistres ; losqualz maistres ou rabatran alsdiz varletz de leurs gaiges.

Item an promés, convengut et jurat, en presencia de mosdiz senhors consolz, losdiz appoticaris et usans de cire et espissarie, sus Dieu sanctz euvangilles, de gardar, accomplir et observar losdiz articles sans jamays los rompre ou enfrindre en naigun desdiz articles. Et en testimoni d'aysso, se son soubzsignatz, l'an M.CCCC. IIII^{xx} XI, et lo XI de may. G. de Menonville, Cancien Jauselin, J. Pujet, A. Dutour, Raymon de Nysmes. *Ita est*, P. Caylaris (1), J. Guitardi. *Ita est*, G. Malhet.

Extractum a proprio originali, cum eoden collationatum, per me Cattrebar, not. (*Arch. munic.*, FF 31, pièce 38).

(1) Pierre Caylar est qualifié apothicaire dans l'acte du 31 août 1484, concernant l'établissement de l'avocat des pauvres.

D. — Congrégation et délibération ayant vigueur et force des statuts soubs le bon plaisir du Roy et de la Cour de M. le Seneschal ou son lieutenant.

Le 28 jour du mois de juin, fust faite la première congregation des Maîtres Apoticaires de la ville et cité de Nismes, pour délibérer ensemblemant des affaires de l'estat, estant consuls, Me Domergue Ongle et Me Tannequin Fissor (Pistoris); conseilliers, Me Alexandre Dutor et Me Pierre Alizot; procureurs, MMes Jean Fabre et Jean Pic; à laquelle congrégation a esté délibéré, conclud et arresté qui s'ensuit.

1. Est ordonné que ceus qui dorsenavant voudront aspirer à la maitrize se présanteront aux consuls de l'estat, qui, estant bien informés de leurs bonnes mœurs et conditions, les admetront à l'examen et chefs-d'œuvre, aquoy ils appeleront pour assister, examiner, les autres maitres jurés, et c'est suivant l'article quatriesme.

2. Est accordé pour tousjours que tous les maitres y seront appelés et les assisteront et examineront, si bon leur samble, mais à moins de six, à ce compris les deux consuls ou leurs substitués, on ne pourra passer outre à l'examen.

3. Chacun sera tenu d'y assister de bonne volonté et pour l'honneur de l'estat, s'il n'y a excuse légitime, à peyne de l'amande qui sera pour lors advisée par ladite compagnie qui jugera de ladite excuse.

4. Le lieu de l'examen est limité par les statuts.

5. L'examen sera faict de la part des maitres en françois ou en latin comme leur plairra, mais le respondant ne sera tenu que au langage vulgaire, s'il n'est exercé au latin.

6. L'examen sera faict durant quatre jours consécutifs, depuis midy jusqu'à quatre heures du soir ou environ; au *premier*, l'on examinera sur la connoissance et election de tous simples medicamens usités; au *second*, de leur préparation; au *troisième*, de la mixtion et *modus faciendi;* au *quatrième*, de l'intelligence des receptes et discretion, comme il en faut user selon l'intention de l'auteur.

7. Et se fairont les dicts examens en secret, portes closes, comme est tout examen rigoureux.

8. Puis sera mis à la preuve de chefs d'œuvre, que luy seront balhés à faire jusques au nombre de quatre pour le pluz, et c'est par l'advis et deliberation des consuls de l'estat et autres quatre maitres qui seront à ces fins esleus.

9. Lesdits chefs d'œuvre seront faicts en la boutique des maitres aux depans du présanté, ou ainsy quil s'en accordera avec les maitres auxquels seront les drogues, et mesmes laditte composition lur demeurera pour en faire a sa ditte volonté de la retenir ou l'acquiter audit présenté.

10. Lesdits chefs d'œuvre se fairont ches les maitres par tour commençant du plus ancien, tellemant que le premier presanté les faira chez les quatre plus anciens selon leur ordre, et le second chez les quatre d'aprés : les chefs d'œuvre seront ordonnés et balhés selon la saison et sans retardemant du presanté.

11. Toutes les preuves faites, l'on arrestera du jour que tous les maitres s'assambleront en la maison du plus ancien consul de l'estat ou autre, qui sera avisé par la compagnie, ou se faira le raport et jugement de la suffisance et capacité du présanté ; et, s'il est receu à prendre le degré de maitrise, jurera entre les mains des consuls de l'estat, assistants tous les maîtres-appoticaires, les stâtuts faits ou à faire sans y contrevenir aucunement ; et là mesme sera dit et arresté le jour que l'on devra conduire le présanté audit seigneur le Seneschal ou son lieutenant, pour prester le seremant porté par ledit Réglemant, où il sera conduit par lesdits consuls et autres maîtres de l'estat et reconduit en sa maison d'habitation avec triomphe et honneur en tel cas accoutumé.

12. A ceux qui voudront lettres d'atestatoire de maîtrise, leur seront expédiées par le notaire royal et greffier de l'estat et maîtres appoticaires signés et scellés desdits.

13. A esté estatué que dorsenavant, le quatriesme jour de l'examen, n'estant iceluy que pour l'intelligence des receptes et manière de les employer suivant l'intention des médecins et chirurgiens, on prendra un cinquiesme jour ensuivant pour examiner le présanté, publiquemant et à portes ouvertes, sur toute la matière que doibt sçavoir l'appoticaire.

14. Nul ne parlera durant qu'un autre examinera, ny courra sur l'opinion d'autre qui délibèrera, à peyne de cinq sols pour chacune fois.

15. Que chacun maître presant sera tenu d'examiner le présanté à son rang, s'il n'a excuse d'infirmité qui le puisse garder, à peyne de trante sols d'amande pour cause de connivence et mépris à l'acte.

16. A esté ordonné que désormais celuy qui se présantera pour le degré et titre de maîtrise, avant que de venir à l'examen par devant ladite congrégation, sera tenu de se présanter à quatre maîtres, par ordre commançant au plus ancien de celui qui sera en rang, et le premier commancera au plus ancien des maîtres, comme a esté faict aux chefs-d'œuvre ; et telle présentation sera pour estre premièrement examiné et veu travailler en la boutique desdits maîtres durant l'espace de huit jours chacun des quatre maîtres, lesquels feront depuis leur rapport à ladite congrégation, pour, s'il en est digne, le recevoir à l'examen comme dit est, prometant lesdits maîtres, et chacun en particulier, de traiter le présanté en telles preuves privées gratieusement, et en faire un rapport favorable, sans ayne ou dissimulation.

17. Est défandu à tous appoticaires de village d'exercer ledit estat ni administrer aucuns médicamens trois lieues à l'entour dudit Nismes, à peyne de l'amande de cinquante livres, sans estre trouvés capables et duement examinés par les consuls et maîtres-jurés dudit estat.

18. Pour prévenir au désordre qui pourroit estre à l'advenir par la négligence des actes, ont statué et ordonné que quiconque faudra de se trouver à l'heure de l'assignation sans excuse légitime, payera cinq sols à la bource commune, combien qu'il arrivast dans une heure après, et dix sols, s'il ne vient durant tout l'acte ; à quoy ils se sont tous volontairement asujétis et promettent faire observer dorsenavant le présant statut.

19. Est défendu à tous maîtres-appoticaires fornir et administrer aucuns médicaments à aucuns habitants de laditte ville ny autres, qu'ils ne fassent au préalable apparoir comme ils ont payé et satisfait les maîtres qui se sont servis

auparavant, ou bien d'un arresté de compte, à peyne de 25 livres applicables à la bource dudit estat.

20. S'il survenoit différend entre nous, tant pour raison de enfraindre le règlemant que pour autre chose concernant l'estat, la compagnie en jugera ; et, si celluy qui aura mesfali ne veut acquiescer au jugemant, sera poursuivi en justice aux dépans de la bource.

21. Lesquels statuts ladite congrégation a confirmé et authorisé pour l'advenir, et c'est soubs le bon plaisir du Roy et de mondit seigneur le Seneschal.

Faict le 28 juin 1574. Signés : M. Balazuc (1), Constans, J. Veyras, Acaurrat, médecins ; D. Ongle, consul ; Pistorius, consul ; Al. Dutour, J. Fabre, E. Dutour, Fauchier, Plantier, J. Picus *(sic)*, Ponsard, Pierre Alizot, C. Rousset, N. Borrelly, M. Fabre, Sabolis, maîtres appoticaires.

E. — Articles additionnels du règlement des Apothicaires.

Nous, Jean Ginhoux, Jean Pistorius, Adam Abrenethée, Hector Brun et Paul Raspal, docteurs en médecine, en l'absence de Me Jacques Fabre, doyen et premier procureur, assemblés dans la maison dudit Brun, second procureur, avec Samuel de Cray, Paul Saunier, François Cotelier, Olivier Rivallier, Paul Icard, Jacques Borrely, Jean Arnassan, Pierre Froment, André Saurin et David Dalbiac, maîtres-apothicaires jurés, lesdits Bourrely et Froment, procureurs du Corps et du Collège des maîtres-apothicaires de la présente ville et cité de Nismes, nous ont remontré que, despuis

(1) Matthieu Balazuc, dont la signature se trouve en première ligne, n'était pourtant que simple bachelier en médecine. Suivant l'usage du temps, il faisait alors, sous la direction d'un médecin, ses six mois d'apprentissage. Dans son remarquable ouvrage « *L'école de médecine de Montpellier*, 1880, p. 35 », M. Germain, le savant doyen de la Faculté des Lettres, fait connaître un incident peu flatteur de la vie universitaire de ce bachelier. Après avoir fait amende honorable, il fut reçu licencié en août 1576.

le règlement et statuts de leur ordre faicts et authorisés par le Roy Henry troisième, d'heureuse mémoire, en l'année 1576, l'espériance a fait voir que lesdits statuts et règlemant ont besoing d'estre esclaircis en aucuns articles et augmentés de quelques articles nouveaux, pour hoster certaines difficultés, lesquelles ont causé et pouroint causer, à l'advenir, divers procès; aussy, pour corriger plusieurs abus quy se sont comis et pouroint se cometre au préjudice du publiq inthérest et désavantage de l'estat et maistrise de pharmacie ; à cause de quoy, pour y pourvoir et adviser, ils ont convoqué la presante congrégation et asamblée ; sur quoi, lecture faite des statuts et règlement, article par article, et après avoir muremant et exatemant examiné et concerté lesdits articles l'un après l'autre, a esté conclud et aresté [sans] discrepance, sous le bon plaisir du Roy et des supérieurs, que, pour esclaircir ledit règlemant et empêcher tous abus, sera adjouté :

Sçavoir, sur l'art. IV de ce réglement, « que celui qui désormais voudra estre receu à la maistrise ellira un parin du corps des maîtres-apothicaires dudit Nismes, pour estre par luy presanté à l'un des procureurs de l'estat, lequel procureur sera tenu convoquer lesdits maîtres pour leur faire entandre le désir du présanté. Ce fait, le présanté sera tenu faire aparoir de son apprentissage et du temps qu'il aura servi, en qualité de compagnon, [tant] dans ladite ville de Nismes que ailleurs ; après, sera informé de la vie et mœurs dudit présanté par l'un des maîtres-apothicaires qui en sera comis, et, en l'information, seront ouys jusques au nombre de cinq tesmoins pour le moins, lesquels ledit procureur nommera et présentera au comissaire acisté du parin dudit présenté, s'il y veut acister.

L'information ainsi faite, le présenté sera tenu faire ses essais ou sepmaines qui sont quatre, diverses compositions qu'il faira, durant quatre sepmaines consécutives, dans quatre diverses boutiques de quatre maîtres-apothicaires de ladite ville, selon que lesdites compositions lui seront ordonnées et baillées à faire par chacun desdits maîtres à son tour ; desquels essais après sera fait rapport par lesdits quatre maîtres en l'asamblée des maîtres-apothicaires ; et, s'ils jugent lesdits essais avoir esté bien et duement faicts, le presanté sera admis à l'examen, et à faire ses quatre chefs-d'œuvre, suivant la coutume observée despuis la fondation de ladite maistrize et jugemant depuis ensuivis.

Sur l'art. VI, qui règle le temps que doivent servir les compagnons apothicaires après leur apprentissage, attendu que le temps porté par lesdits articles est trop court, et que les villes les plus notables de ce Royaume, comme Paris, Orléans, Thoulouze, Montpellier, etc. etc., règlent ce temps de servir à cinq, six, sept, huit années, a esté jugé nécessaire d'adjouter audit article que le temps dudit service à l'advenir sera de cinq années en ladite ville de Nismes, pour les compagnons qui ne seront enfants desdits maitres de ladite ville, et d'une année pour ceux auxquels aucuns desdits maîtres voudront donner leur fille en mariage; afin que, par ledit long service, les compagnons deviennent mieux entendus et expérimentés en l'art de pharmacie, et que leur vie et mœurs en soient mieux connues; et, avant qu'avoir servi ledit temps de cinq ans ou d'une année comme a esté dit, ne pourront estre receus à ladite maistrise.

Sur l'art. VII, sera parelliement adjousté que, venant aucuns maîtres-apothicaires à décéder, laissant des enfants masles en pupillarité et bas aage ou nullement instruits en pharmacie; en ce cas, lesdits enfans ne pourront se présenter pour estre receus à la maistrise sans faire aparoir de leur apprentissage et d'avoir servi dans ladite ville l'espace d'une année après leur apprentissage; comme aussi ne pourront les enfans masles exercer et faire valloir la botique de leurs pères par compagnons et serviteurs, jusques au dix-huitième an de leur aage accomply tant seulement, sauf s'ils font profession actuelle de la pharmacie, auquel cas pourront la tenir par serviteurs jusques au temps de leur maistrise, à laquelle toutefois ils seront tenus de se présenter, lorsqu'ils auront atteint l'aage de trente ans, sy mieux ils n'ayment se présenter avant le temps; et, iceluy passé, ne pourront tenir boutique ny la faire tenir par serviteurs.

Et, sur les articles VI et VII, sera encore adjouté que les veuves et enfans de maitres-apothicaires ne pourront employer aucuns compagnons et serviteurs, pour tenir et faire valloir leurs botiques, que préalablement ils n'ayent esté présantés aux procureurs de l'estat, et approuvés et jugés capables par la compagnie desdits maîtres, après un examen sommaire que feront lesdits serviteurs.

Sur l'art. XVIII, doit estre adjouté que aucuns droguistes, marchands-espiciers, grossiers ou autres, ne pourront vendre ny débiter aucuns médicaments, mixtions, comme thériaque, opiattes, emplastres, onguents ou autres compositions quelconques pour le corps humain, à peine d'amande arbitraire et confiscation desdits médicaments. Néanmoints, sera permis auxdits maîtres de faire la visite des boutiques desdits droguistes, espiciers, grossiers et autres, toutes fois et quantes il sera jugé nécessaire par lesdits maîtres, suivant l'usage et jugement que s'en sont ensuivis.

Sur l'art. XXI, additionné sera [et] adjouté « qu'il sera permis et loisible aux maitres-apothicaires dudit Nismes de viziter les botiques des apothicaires exerçant leurs estats dans les villages quy sont à trois lieues à l'entour dudit Nimes, toutefois et quantes en sera besoin, et que les maîtres dudit Nismes le jugeront nécessaire, sans toutefois constituer en frais lesdits apothicaires des villages ».

Et d'autant que les médecins ont acoustumé d'escrire et coucher en langage latin leurs receptes et ordonnances, et que, en faisant l'examen de ceux quy se présentent à la maistrise, il est permis aux maistres de les interroger en latin pour obvier aux inconvéniens que peuvent advenir de l'ignorance de la langue latine, sera adjouté aux règlements « que aucun ne pourra estre receu à la maistrise qu'il n'aye une intelligence médiocre de ladite langue ».

Ont signé à l'original : Ginhoux, Pistorius, Abrenethée, Brun.

Ces articles additionnels furent, le 29 mai 1626, homologués par le Sénéchal et enregistrés au bureau du Domaine, en la sénéchaussée de Beaucaire, le 18 juin de la même année. Une modification qui n'était pas sans valeur fut apportée à l'un de ces articles par le Sénéchal. Les apothicaires ne purent visiter les boutiques des droguistes et des apothicaires de village qu'à la condition d'être assistés par un médecin. (*Arch. départ.* E. 733).

F. — Transaction entre la communauté et un récipiendaire.

Quoique cette affaire ait eu moins de gravité que celle relatée à la page 37, il a paru intéressant de faire connaître la transaction amiable par laquelle elle se termina. On y voit intervenir efficacement l'évêque Anthime-Denys Cohon.

« L'an 1657 et le 4 juin après mydy, très chrétien prince Louis, par la grace de Dieu roy de France et de Navarre régnant, par devant moy notaire royal et tesmoingz bas-nommés, comme ainsy soit qu'il y heust procès pendant entre Jean Mitier, filz de M. Barthélemy Mitier, M^e chirurgien d'une part, et le syndic des maistres appoticaires d'autre, pour raison de la maistrize d'appot.; sur ce que ledit Mitier estant présanté auxdits maistres pour estre receu maistre et remis son contract d'apprantissage avec la cancellation d'icelluy, son enqueste de bonne vie et mœurs, faict ses quatre sepmaines suivant la forme ordinaire, souffert les cinq examens, fait trois chefs d'œuvre et exibé le quatrième, n'y restant plus que le meslange des drogues et le jugement des maistres sur le tout, prendre les ornemens de leurs mains et prêter le serment devant eux, seroit arrivé, lors dudit quatrième chef-d'œuvre, quelque altercation entre eux quy auroit fait différer la réception dudit Mitier Sur quoy, s'estant fait des actes respetifz, ledit Mitier se seroit pourvu en la cour de M. le Sénéchal au bureau du domaine de cette ville, en laquelle il auroit esté receu, prins les ornemens par ordonnance de ladite cour et presté le serment; de laquelle ordonnance lesdits maistres auroint rellevé appel en la cour de Parlement de Grenoble, en vertu d'un arrest du Conseil portant évocation et renvoy de cauze de ceux de la Relligion préthendue réformée, dont la pluspart des maistres font profession en la cour de Parlement de Grenoble, et fait assigner ledit Mitier en icelle, ensemble les sieurs Guiraud et Bonzon, M^{es} appot., qui avoint acisté à sa présentation audit bureau du domaine. Ledit Mitier les auroit anticipés en la cour de Parlement de Tholouze comme s'agissant d'un fait de règlement de maistrize et non d'aucun intherest de relligion ; et, sur le conflit de juridiction, l'affaire auroit esté portée au Conseil privé du Roy où elle est encores indécize ; et préthendoit ledit Mitier la faire renvoyer audit Parlement de Tholouze avec despans ; et au contraire lesdits maistres se prometant d'obtenir le renvoy en celle de Grenoble et en avoir les despans contre icelluy. Comme les ungs et les autres préthandoint d'obtenir gain de cauze au fond, savoir : ledit Mitier de faire confirmer par arrest de ladite cour de Parlement de Tholouze l'ordonnance dudit bureau du domaine sur sa réception, et lesdits maistres de faire casser par ladite cour de Parlement de Grenoble ladite ordonnance et réception dudit Mitier, pour n'avoir assuré son quatrième chef-d'œuvre, soufert le jugement des maistres sur tout et prins les insignes de leur ordre. Mais, dézirant les parties terminer leur différant à l'amiable, et ledit Mitier ayant témoigné à present defferance et soumission en toutes choses audits maistres, et iceux voulant temoigner à Mgr l'Evesque de Nismes, qui avait heu la bonté de se mesler de leur accomodemant à Paris et d'empescher le jugemant du procès, ainsy qu'il a esté raporté au corps par Me Jacques Bourrely, leur député, la defferance qu'ilz ont pour ce qui vient de sa part par l'antremise de M. *Louis de la Baume*, procureur du roy, que mondit seigneur avoit prié par diverses lettres de terminer leur différant à l'amiable, ont transhigé et convenu comme s'en suit :

Pour ce est-il que, les jour et an susdits, établis en leurs personnes sires *Jaques Bourrely*, doyen, Jean Désoriere et Pierre Ollivier, syndics des Mes appot. d'une part, et le dit *Jean Mitier*, assisté de son père d'autre, lesquelz ont renoncé et renoncent, sous le bon plaisir du Roy et de nosseigneurs de son Conseil et cours du Parlement de Tholouze et de Grenoble, de celle de M. le Sénéchal au bureau du domaine de Nismes, audit procès, circonstances et dépandances, tant pour le regard dudit Mitier, duquel la maistrize ne pourra plus estre contestée, que pour lesdits Guiraud et Bonzon. De plus a esté stipulé que lesdits maistres bailheront à l'advenir rang et place audit Mitier dans leur Compagnie ; plus, que tous actes et déliberations qui peuvent avoir esté prizes depuis la presentation dudit Mitier à la maitrise, qui pourroint estre préjudiciables aux parties, seront nulles et non advenues ; plus, que les parties supporteront chacun des fraix et dépans qu'elles auroint fait à la poursuite dudit procès, scavoir : lesdits Mitier, Guiraud et Bonzon, ceux qu'ils auroient espozés et lesdits maistres les leurs, relaschant lesdits maistres, à la considération de Mgr l'Evesque de Nismes, toutes les autres demandes qu'ils pourroint fere audit Mitier ; et ledit Mitier celles qu'il pourroit faire auxdits maistres ; et, moyenant ce, sera paix et amitié entre lesdites parties....... Fait et récitté publiquement audit Nismes, dans la maison dudit sieur de la Baume. Presantz ledit sieur de la Baume, Mes Paul Raspal et Simon de Saint-Martin, docteurs en médecine, et moi Andriu Dugal, notaire royal de la retenue dudit Nismes, soussigné avec parties et temoings. Bourrely, Desorière, Ollivier, Mitier, De la Baume, Raspal, Saint-Martin, Dugal. (*Arch. dép.* E. 734).

G. — Compliments des récipiendaires.

Au XVIIe siècle, le candidat ne se contentait pas de faire une préparation ou chef-d'œuvre, mais encore il l'accompagnait d'un compliment à la louange du maître chez lequel il avait confectionné son œuvre.

En voici quelques spécimens :

« A très illustre et très docte Me pharmacien Samuel De Cray.

« Après avoir évité tant de hasards et de malencontres, ô très docte et révérend pharmacien, je suis enfin arrivé au port que j'ai tant désiré, duquel je m'étois éloigné, et maintenant je vois tes autels fumants, et le doux chant des syrènes est parvenu à mes oreilles. Pourquoy cecy, je te prie ? ou pourquoy ne travaille-t-on pas sur les enclumes à la façon des ciclopes ? Le zéphyre adoucit la bise et le vent qui souffle du costé du mydy, et tu renforces le navire dans lequel je suis agité, de peur que je ne fasse naufrage, et tu me fais asseoir à la table des dieux, à l'heureux et agréable bienfait que j'ay reçu de toy dans ce combat de mestrize ; et dans ce dernier aprentissage, quand tu t'y es approché comme sage et prudent compagnon comme Lot, et quand tu auras pris ce petit chef-d'œuvre qui t'est deu à bon droit ; car tout ce que les muses et tout ce que Apollon, le patron des muses, m'a donné est bien ; lorsque couvert de ton bouclier comme du bouclier d'Ajac, j'ay commencé de m'ouvrir la porte de la pharmacie que je désirois tant, et j'ai tressé la couronne de lauriers que je dois transporter triomphante sous ton aide ; et je n'eusse pas donné les voiles au vent, c'est-à-dire je n'eusse pas entrepris ce chef-d'œuvre, si je n'eusse seu que tu eusses esté un autre Palinure ou gouverneur dans ceste navire, et si tu n'eusses pas soustenu le gouvernail. Je te souhaite tout bonheur, et je te prie m'aider et soulager en tout et par tout, affin que je ne craigne plus ni les flots, ni les rochers, ni les périlleux écueils, ni les chemins obscurs et tortus, et que je puisse m'ouvrir la porte, sous ta conduite, à toutes les choses que j'ay désirées, quels empêchemens qu'il y ait, car tu peux secourir les blessés et amener au port assuré tous les navires chargés. Poursuy donc, o révérent pharmacien, de me conduire tant que je me pourrai secourir de ton aide, et tant que ce petit chef-d'œuvre, que je t'ay voué, sera pendu à la colonne de ta boutique, qui est l'électuaire *Diacarthami*, qui contient non-seulement la description, mais aussi un signe de ton amitié, en laquelle je te prie de m'avoir éternellement. Bien te soit ».

« A illustre Me pharmacien Louis Martinet.

» Nos ancêtres avoient acoustumé et avoient gardé ceste coustume des tous siècles, o très docte Me pharmacien, que chascun s'efforceroit de monstrer quelque marque ou de faire quelque chef-d'œuvre, pour voir s'il étoit un savant ou ignorant, lesquelles choses ils faisoient chascun selon son mestié. Et les forgerons, qui sont des basses conditions, forgent par leur artifice de serrures, desquelles choses ils sont accoustumés de se voûter (?) ; quoy ne nous voûterons-nous pas, nous qui découvrons les plus cachés et précieux secrets de la nature ? Affin que cette vaine gloire, laquelle les jeunes jouvençaux chérissent souvent plus que la vertu mesme, ne règne pas icy, je ne te présente pas quelque chose qui soit de fer, mais je te présente mon troisième chef d'œuvre, que je dois embellir de ma main, qui est l'onguent *Apostolorum*, lequel j'ai attaché au bord de la robbe de la pharmacie, et qui est composé d'autant de drogues qu'il y a eu d'apostres, d'où il a pris son nom. Et je te voue ce petit chef-d'œuvre, duquel je te prie avoir une mémoire perpetuelle, et je le consacre à l'autel sacré de ta bénignité. Favorise-moi donc, jouy de ce petit mien aprentissage, et bien te soit ».

Le troisième compliment, adressé à « tres-fameux et docte personnage, Mr pharmacien J. Rivalier », est écrit dans un style encore plus ridiculement boursoufflé ; aussi me dispensera-t-on de le reproduire. Les deux qui précèdent (*Arch. départ.* E. 733) me paraissent suffisants pour donner une idée du style des pharmaciens du temps.

H. — Inventaire d'une pharmacie au XVIIe siècle

Nos archives départementales possèdent trois inventaires après décès, relatifs à cette époque. Quelque intéressants qu'ils soient, au point de vue de l'histoire de l'art pharmaceutique, nous ne croyons pas devoir les reproduire ; nous nous bornons simplement à analyser l'un d'eux, dressé en 1651, après la mort d'Elie Deyron. Pour abréger, nous énumérerons les substances médicamenteuses, sans donner les quantités inventoriées et les prix d'estimation.

Aloès. Alun brûlé. Amandes amères. Ambre gris. Antimoine. Argent (rognures d'), Arsenic.

Benjoin. *Bézoard de ponent (1). Bistorte. *Bois de rose. Borax.

Calamus aromaticus. Camphre. Cannelle. Cantharides. *Carthame, semences et fleurs. Cassia lignea. *Castor. *Céruse ou pierre de Flandre. Cire blanche, jaune et d'Espagne. Coloquinte. Coque du Levant. Corail blanc. *Coralline. Coriandre. Corne de cerf. Coton en rame. Couperose. Cubèbe.

Encens. Eponge. Euphorbe. Fenugrec.

Galanga. Galbanum. Gaiac. Gentiane. Girofle. Gingembre.

(1) Les substances marquées d'un astérisque ne sont plus employées.

Gomme ammoniaque, arabique, adragante, elemi. *Graine de paradis. *Gutagamba. *Hermodacta. Iris de Florence. *Ivoire (raclures d'). Jalap.

Karabé. *Kermès (marc et grains de).

Laudanum.

*Malabatrum. Mastic. Mercure. *Merde de luisard* (fiente de lézard). Minium. Muscade. Musc. *Myrobolans. Myrrhe. *Myrthe.

Opium. Opoponax. Or (rognures et livret d').

*Penides. *Polipode. Poivre long. *Poudre de senteur.

Réglisse (suc et poudre). Résine.

Salpètre. Salsepareille. *Sandal blanc et rouge. *Sandaraque. Sandragon. *Sarcarolle. Sassafras. Scammonée *Sel gemme. Sel de Saturne. Sené. Soufre. *Spica nard. Squine. Sucre candi. Cassonade blanche (2) et rouge.

Tamarin. Tartre (cristal de). Térébenthine. Terre silée. Tormentille (racines de). Turbith. Tuthie.

*Vipère. Viole (fleurs de). Vitriol.

Zédoaire.

Les compositions étaient au nombre de seize. C'étaient les électuaires diacarthami, de succo rosarum, de citro, de psyllio; le catholicum pour les clystères, le diaphœnic, la triphera persica, le diaprunis simplex; l'opiat Salomon; la thériaque, le mithridate, la confection alkermès, la confection de hyacinthe, mais sans or ni musc, l'eau de cannelle, l'eau thériacale et l'huile de scorpions. Toutes ces compositions ne s'emploient plus aujourd'hui.

Les *emplâtres*, au nombre de vingt, sont : E. de Vigo cum et sine mercurio, E. diachylum magnum et album, E. vesicator. Les autres, inusités aujourd'hui, sont : E. de diapalme, E. pro commissura, E. de meliloto, E. de mucilaginibus, E. paracelsi, E. divinum, E. de betonica, E. de mastich, E. oxycroceum, E. pro matrice, E. pro stomacho, E. de cerusa, E. de sulfure, E. contra rupturam.

Les *conserves* comptaient celles de capillaire, de rose, de buglosse, de sauge, de chicorée, etc., etc.

(2) Dans l'inventaire de P. de Cray, on en a relevé 115 livres.

Parmi les *sirops*, se trouvaient ceux d'absinthe, d'alkermès candi, de capillaire, de chicorée simple et composée, de grenade, de jujubes, de limon, de pavot blanc ou rouge, de rosat, de stœchas, de tussilage et de violat.

Parmi les *poudres*, nous signalerons P. Diamargariti frigidi, P. Diarrhodon, P. Diatrion Santalon, P. Diatragacanthi frigidi, P. de Gemmis, P. de la Goulette, P. liberans sine mosch. ambar., etc., etc.

Parmi les *pilules*, se trouvaient P. de agarico, P. aureæ, P. Cochiæ, P. fœtidæ, etc., etc.

Parmi les *trochisques*, il convient de signaler Tr. aleptæ moschatæ, Tr. Albi Rhazis, Tr. Alhandal, Tr. Diarrhodon, Tr. de Myrrha, et les pierres précieuses, comme l'émeraude, le grenat, le lapis lazuli, les perles, le saphir, la topaze. Sous ce titre, sont comprises également les préparations de *crâne humain*, de tuthie, de karabé, le crocus metallorum, le crocus martis, la litharge, le sel de tartre, la poudre de mercure rouge, etc., etc.

Parmi les *huiles*, nous énumérerons celles d'absinthe, d'aspic, de semences de Ben, de camomille, de camphre, de capre, de cire, de coings, d'hypericon, de laurin, de *lombrics*, de lys, de myrthe, de noix, de pétrole, des philosophes, de rosat, de romarin, de sauge, de soufre, de sureau, de tartre et de térébenthine. Il y a encore l'esprit de sel, de thym et de vitriol.

Parmi les *onguents*, se trouvaient O. agrippa, O. althæa, O. apostolorum, O. aragon, O. aureum, O. basilicum, O. ægiptiacum, O. enulatum, O. pompholix, O. rosat, etc., etc., et les cérats santalin et pro stomacho.

Enfin, parmi les *semences*, nous relevons S. acetosæ, S agni casti, S. alkekengi, S. anisi, S. apii, S. cardui benedicti, S. citri, S. ebuli, S. hyosciamis, S. lini, S. melonis, S. narturtii, S. papaveris albi, S. petroselini, S. psyllii, Semen contra, S. staphisagrii, S. urticœ.

Sous le titre d'*utensilles* (*sic*), sont énumérées les boites de toute forme, les boites de Restaurant garnies ou non, les boites de Codigniac, les pots d'étain, de terre et de verre, un fourneau de cuivre, quatre mortiers en métal, de grandeur variée, une presse, un roside avec chappe de plomb, un refrigératoire, des spatules, bistortiers, entonnoirs, deux seringues, des poellons, un trébuchet, trois balances, etc., etc.

Bref, il y a pour deux cent douze livres d'*ustenciles*, alors qu'il y a seulement pour deux cents livres de drogues. Il faut ajouter, il est vrai, que cette estimation, faite par Saurin et Goubin, M[es] apoth., ne donne aux substances que le tiers et même le quart du prix d'achat. Ce qu'il y a de positif, c'est que, lors de l'inventaire de la boutique de P. de Cray, la vente à l'encan produisit une somme double de l'estimation qui avait été faite. Enfin, en 1682, lors de la cession de la boutique de Desorière, les arbitres fixèrent à 1432 livres la somme que devait payer Henri Bérard. Cet inventaire contient de nouveaux produits, parmi lesquels nous citerons l'eau de la Reine de Hongrie, les trochisques de cinabre, pour parfumer les vérolés, les pierres d'aigle, que portaient au bras les Nimoises qui tenaient à se préserver des fausses couches, etc., etc.

L'eau de la Reine de Hongrie, qui n'était autre chose que la distillation alcoolique de fleurs de romarin, se fabriquait à Nimes et à Montpellier en grande quantité. A s'en référer à Bâville, il s'en exportait, toutes les années, pour une somme de cent vingt mille livres.

I. — Comptes d'apothicaire.

Pour renseigner le lecteur à ce sujet, j'ai cru devoir mettre sous ses yeux un document de ce genre ; c'est, en pareille matière, le seul parti qu'il y ait à prendre. Il va sans dire que j'ai scrupuleusement reproduit cette pièce d'après l'original.

Partye pour Mademoiselle Magdeleine Delaserre, vefve à feu M. Bouchasse, de Villeneufve-les-Avignon.

Premièrement, doibt, du 13 novembre 1634, pour sa fille, un emplastre vesicathoire compozé avec gomme .... 8 sols

Le 22, pour ladite, ordonné Mr Pistorius, une potion cordialle pour contre-venin, compozée avec la confection de hyacinthe, poudres cordialles et autres, pour user avec le cueillier .... 1 livre 10 »

Plus, pour avoir adjousté à ladite potion quatre grains de bézoard................. 1 » 4 »

Plus, un grand julep raffraichissant pour trois doses........................... 15 »

Plus, demy once huyle d'escorpions D. M. pour lui oindre le cœur, les aisnes et autres parties.................................... 1 » 16 »

Plus, quatre onces syrop de limons ...... 12 »

Le 24, une autre potion cordialle pour contre-venin, compozée comme devant........ 1 10 »

Plus, pour avoir adjousté à ladite potion quatre grains de bezoard................. 1 » 4 »

Plus, deux onces syrop de grenades..... 6 »

Plus, deux onces colyre, pour la conservation de la veüe........................ 8 »

Le 26, une dracme confection de hyacinthe................................... 8 »

Le 27, un pot confection de hyacinthe, pesant net demy-once .... 1 » 12 »

Plus, ledit colyre, pour la conservation de de la veüe réytéré...................... 8 »

Plus, cinq onces et demye, sucre fin..... 11 »

Le 30, pour son petit, deux onces sirop d'absynthe pontic, pour trois matins....... 8 »

Le 5 décembre, pour ledit, potion cordialle pour contre-venin.................. 1 » 10 »

Plus, pour adjouster à ladite potion quatre grains de bezoard .... 1 » 4 »

Plus, deux onces huile d'escorpions D. M. pour lui oindre le cœur et autres parties... 1 » 16 »

Plus, quatre onces syrop de limons ...... 12 »

Ledit jour, deux prinses juleps raffraichissants, pour prendre soir et matin.......... 1 » 4 »

Plus, deux onces syrop de grenades...... 6 »

Le 6, une autre potion cordialle pour contre-venin comme devant.............. 1 » 10 »

Plus, addition à la dite potion de quatre

grains bezoard	1	»	4	»
Le 7, pour son fils, une potion purgative avec infusion de rhubarbe et autres ingrédients................................	1	»		
Plus, deux onces syrop de grenades.....			6	»
Le 8, pour son fils ayné, deux onces sirop violatus-violaceus			16	»
Plus, une phiole eau de lis, avec sucre candy, melée et filtrée...................			10	»
Le 12, demy once confection de hyacinthe	1	»	12	»
Le 16, pour sa petite, une potion cordialle compozée avec la confection de hyacinthe et poudres cordialles.....................	1	»	10	»
Plus, pour avoir adjousté à ladite potion quatre grains bezoard...................	1	»	4	»
Le 6 febvrier 1635, pour son fils, une potion cordialle, avec la confection de hyacinthe et autres ingrédients.................	1	»	5	»
Plus, un clystère laxatif...............			10	»
Le 8, deux onces syrop de limons			6	»
Le 16 juin, libvré à sa fille, deux onces sirop de limons..........................			6	»
Le 16 juillet, trois onces syrop de limons.			9	»
Le 27 dudit, trois onces syrop de limons. .			9	»
Plus, un sol semen contra...............			1	»
Le 26 aoust du dit an, pour son petit, une prinse rhubarbe préparée..................			4	»
Le 6 septembre, pour son enfant, deux onces syrop d'absynthe pontic.			8	»
Le 23 septembre, trois onces syrop de cichorée, compozé pour prendre en trois matins.................................	1	»	4	»
Le 13 novembre, libvré à sa fille aynée demy livre sucre fin......................			14	»
Somme.........	35 livres.			

Extraict tiré de mon libvre de raison, par moy soussigné.

COMBES.

Ce mémoire pourrait donner lieu à une foule de gloses;

mais, comme elles ne sauraient être du goût de tous, je renvoie aux Pharmacopées de Bauderon et de Charras ceux qui désireraient quelque éclaircissement sur les médicaments employés. Je me borne simplement à remarquer que le médecin Pistorius ne variait guère sa thérapeutique, et avait une prédilection marquée pour la *potion cordiale.* C'est sans doute à Bâle qu'il avait contracté cette passion ; car, ainsi que cela ressort du testament de son père (*Arch. dép.* E. 246), il était allé se faire recevoir docteur en cette Université.

Ce mémoire d'apothicaire donna lieu à procès, ainsi qu'en fait foi la note suivante, que je reproduis dans sa teneur et son orthographe.

« Nous, Samuel Guiraud et Timothée Félix, M^{es} apoth.
» jurés de la ville de Nismes, prins d'office par M. Me Jean
» de Barnier, conseiller du Roy et commissaire à ce député,
» pour procéder à la taxe et modération du compte si-dessus
» escript, ce montant à la somme de trente-cinq livres, avons,
» appres avoir presté le serment en tel cas requis, veu
» article par article, et trouvé estre légitimement deu à
» Me Combes la somme de vingt-six livres deux sols ; à quoy
» avons procédé avec toute sorte d'équité et conscience.
» Fait à Nismes, le 19 novembre 1642. En foi de ce

GUIRAUD, FÉLIX.

J'ai relevé un autre document, qui prouve que les apothicaires nimois étaient souvent exposés à débattre leurs comptes. Pour ne pas trop m'étendre sur ce sujet, je le reproduis sans autre commentaire. « Payement sur le compte de feu Martinet, de mai 1664 à 1684. Pour les *parties* qui montaient à 180 livres, je n'ai donné que 80 livres, quoique, selon l'usage et la coutume du pays où l'on ne rabat que le tiers, il en dût tirer 120 livres ». (*Arch. dép.*, H. 322).

Je puis citer encore un appointement du Sénéchal, en date du 10 octobre 1723, condamnant les héritiers du sieur Colson à payer à P. Razoux, M^e apoth., la somme de 225 livres, modérée d'un tiers sur la proposition du défendeur.

J. — Exercice de la pharmacie après le 30 mai 1792.

Les événements qui suivirent la suppression de la corporation amenèrent une véritable anarchie. Bien que, pendant cette période, la population de notre ville ait notablement diminué, quatre officines nouvelles furent ouvertes. D'autre part, comme il s'est produit quatre décès, il y a, par conséquent, huit officines, sur quatorze, possédées par des titulaires dépourvus de tout titre légal. Cette situation, pleine de dangers, appela l'attention du préfet et donna naissance au document suivant, que j'ai retrouvé dans les papiers de mon bisaïeul Montagnon, sous forme d'une plaquette de onze pages in-8°. En voici la reproduction textuelle :

DÉPARTEMENT DU GARD.

ARRÊTÉ

Relatif à l'exercice de la Pharmacie dans le département du Gard.

Du 10 Floréal, an 9 de la République française, une et indivisible.

LE PRÉFET DU DÉPARTEMENT DU GARD,

VU la Loi du 17 avril 1791, et les Articles II et XXIII de l'Arrêté des Consuls du 12 messidor an 8,

CONSIDÉRANT que les plaintes sur les abus qui se sont introduits dans la préparation et la vente des drogues et des médicamens se multiplient chaque jour ;

Que l'ignorance et l'avidité souvent réunies, exposent la santé et compromettent quelquefois la vie des Citoyens ;

Que les Lois relatives à l'exercice de la Pharmacie n'ont

point été abrogées, du moins pour ce qui concerne les mœurs et la capacité de ceux qui s'y destinent;

Qu'il est important de saisir tous les moyens que présentent les différentes localités pour déterminer la confiance du public en faveur de ceux qui la méritent, et empêcher qu'une indulgence funeste n'admette ceux qui en seraient indignes ;

Qu'on ne saurait, en un mot, prendre des mesures trop promptes et trop efficaces pour faire cesser les abus dont on se plaint;

ARRÊTE :

ARTICLE PREMIER.

Nul Citoyen ne pourra exercer l'art de la Pharmacie dans l'étendue du département du Gard, s'il n'est muni d'un titre légal.

II.

Dans les dix jours qui suivront l'Affiche et la publication de cet Arrêté, dans chaque localité, ceux qui exercent actuellement la Pharmacie seront tenus d'exhiber leurs titres au Maire de la commune qu'ils habitent, lequel enverra au Sous-Préfet leurs noms et demeures, ainsi que la date de leur admission légale, et les renseignemens nécessaires sur la nature des titres produits.

Les Sous-Préfets adresseront immédiatement ces détails au Préfet du Département.

III.

Les Citoyens exerçant actuellement la Pharmacie et non munis d'un titre légal, et ceux qui se destineront à l'exercer, subiront un examen public selon le vœu de la Loi.

En conséquence, ils s'adresseront au plus ancien Pharmacien de la ville de Nîmes, en lui présentant ou envoyant un certificat de bonne vie et mœurs, et lui demandant acte de leur présentation, pour subir l'examen qui doit précéder leur admission.

Le plus ancien Pharmacien de la ville de Nîmes réunira les autres Pharmaciens munis, comme lui, d'un titre légal, les instruira de la demande du récipiendaire, délibérera avec eux sur son admission aux examens, et ils demanderont conjointement à l'Institut de santé et de salubrité une séance extraordinaire et publique.

Trois jours après l'indication du jour de la séance au candidat, s'il demeure à Nimes ou dans un rayon de six kilomètres, et dix jours après cette indication, si le candidat habite une autre commune du Département, il sera examiné publiquement, en présence de l'Institut de santé et de salubrité, par tous les Pharmaciens.

Il y aura trois examens semblables, divisés chacun en deux parties, l'une théorique, et l'autre pratique ou de démonstration. Des trois questions de théorie et des trois questions de pratique qui composeront ces examens, cinq seront données par les Pharmaciens, et une par les membres de l'Institut.

Lorsque les Pharmaciens auront achevé d'interroger le candidat, les membres de l'Institut auront, à chaque examen, la faculté de l'interroger sur les objets qui auront fait partie de l'examen.

Après chaque séance d'examen, il sera rédigé un procès-verbal détaillé, lequel sera signé par les Pharmaciens et les membres de l'Institut présens, et restera clos et déposé au secrétariat de l'Institut.

Si le candidat demeure à Nîmes, il y aura un intervalle d'une décade entre chaque examen; lorsqu'il sera domicilié dans une autre commune, l'Institut et les Pharmaciens réunis pourront éloigner ou rapprocher les examens, suivant que les circonstances paraîtront l'exiger.

Lorsque les trois séances auront lieu dans la forme prescrite, les Pharmaciens et les membres de l'Institut de santé, qui auront été présens aux trois examens, voteront, par la voie du scrutin secret et individuel, sur l'admission ou la non admission du récipiendaire.

Si le candidat est admis par la majorité absolue des votes, l'Institut de santé lui délivrera un diplôme, lequel sera visé par le Préfet du Département.

Un candidat qui aura été rejeté à la pluralité absolue après les trois examens, ne pourra se représenter qu'un an après l'époque de sa non-admission.

Les Pharmaciens actuellement revêtus des titres légaux recevront un diplôme qui reconnaîtra lesdits titres. Ce diplôme, délivré également par l'Institut, sera aussi visé par le Préfet.

Les diplômes seront délivrés gratuitement. Les récipiendaires ne seront tenus à aucuns frais pour les examens.

Le Secrétaire de l'Institut de santé et de salubrité fera délivrer au plus ancien des Pharmaciens une copie des procès-verbaux d'examen, s'il en est requis, après l'admission ou la non-admission du candidat.

IV.

Il sera libre aux Pharmaciens d'une même Commune, munis d'un titre légal, de se réunir en société libre, pour se communiquer leurs observations, s'occuper des découvertes nouvelles en Chimie, et de tout ce qui peut tendre au perfectionnement des connaissances qui leur sont nécessaires : mais, dans aucuns cas et sous aucun prétexte, ils ne pourront renouveler aucune des qualifications et des dispositions réglementaires qui puissent rappeler leur ancienne corporation.

V.

Il est défendu aux Épiciers et à tous autres, de fabriquer, vendre et débiter aucuns sels, compositions ou préparations entrant au corps humain, en forme de médicamens, ni de faire aucune mixtion de drogues simples, pour administrer en forme de médecine, sous peine de 500 francs d'amende.

VI.

Les Épiciers et Droguistes continueront d'avoir le droit et la faculté de faire le commerce en gros des drogues simples ; il leur est également permis de vendre en détail la manne, la casse, la rhubarbe et le séné, ainsi que les bois et racines ; le tout en nature, sans préparation, manipulation ni mixtion, sous peine de 500 francs d'amende et de plus grande peine, en cas de récidive.

VII.

Il est expressément défendu aux Pharmaciens, Epiciers, et tous autres, de distribuer l'arsenic, le réalgar, le sublimé et autres drogues réputées poisons, si ce n'est à des personnes connues et domiciliées, auxquelles ces drogues sont nécessaires pour leur profession, sous peine de 3000 francs d'amende.

VIII.

Les Pharmaciens et les Épiciers tiendront un registre paraphé par le Maire ou un Adjoint, ou un commissaire de police, suivant les localités, sur lequel registre les personnes qui sont dans le cas d'acheter des drogues dont il s'agit en l'article précédent, écriront de suite et sans aucun blanc, leurs noms, qualités et demeures, l'année, le mois et le jour où elles auront pris de ces drogues, avec la quantité qui leur aura été délivrée, et l'emploi qu'elles se proposent d'en faire ; le tout à peine de 3000 francs d'amende.

IX.

A l'égard des individus qui ne sauront pas écrire, mais qui seront connus, les Pharmaciens et les Épiciers feront eux-mêmes sur le registre, l'inscription voulue par l'article précédent.

Quant aux individus étrangers et inconnus, il ne leur sera délivré aucune desdites drogues, s'ils ne sont accompagnés de personnes domiciliées et connues qui signeront sur le registre ; le tout sous peine de 3000 francs d'amende.

X.

Tous poisons et drogues dangereuses seront tenus et gardés en lieux sûrs et séparés, dont le chef seul aura la clef, sans que les femmes, enfans, garçons ou apprentis en puissent disposer, vendre ou débiter, sous les peines portées aux Articles VII, VIII et IX.

XI.

Il sera fait des visites fréquentes chez les Pharmaciens,

les Épiciers-Droguistes et tous autres, pour assurer l'exécution des Lois rappelées par le présent Arrêté. Elles seront faites par le Maire, ses Adjoints ou les Commissaires de police, assistés des personnes de l'art nommées par le Maire.

Le Maire de Nîmes est invité à demander à l'Institut de santé, deux de ses membres, pour procéder à ces visites.

XII.

Dans ces visites, on dressera des procès-verbaux, on constatera les contraventions, on apposera les scellés sur les boîtes, vases ou caisses qui renfermeront les drogues saisies ; et, si besoin est, on les déposera dans un lieu sûr et fermé, à la garde de ceux dans la maison ou la boutique desquels lesdites drogues auront été trouvées, ou, à leur défaut, à la garde des personnes qui répondront pour eux, à la charge de les représenter à toute réquisition.

XIII.

Il sera pris envers les contrevenans aux dispositions ci-dessus, telles mesures administratives qu'il appartiendra, sans préjudice des poursuites à exercer contr'eux devant les Tribunaux.

XIV.

Cet Arrêté sera imprimé, affiché dans toutes les Communes où il existe des Pharmaciens, envoyé aux Sous-Préfets et aux Maires particulièrement chargés de son exécution.

Il en sera affiché un exemplaire dans le magasin de tous les Citoyens qui exercent la Pharmacie ou qui vendent des drogues.

Le Préfet du département du Gard,
J. B. DUBOIS.

Par le préfet :
Le Secrétaire-général de la Préfecture,
BLACHIER.

A NISMES, chez B. FARGE, Imprimeur du Département du Gard, aux ci-devant Récollets, maison Mathieu.

Ainsi qu'il ressort d'un cahier in-4° existant dans les archives de notre Société de médecine, cet arrêté avait, avant d'être publié, reçu exécution complète à Nimes. Le 28 pluviôse an IX, le premier examen fut subi par le citoyen Dufès, en présence des citoyens Goy, Montagnon, Solimani, Larrey, Fournier et Baumes, membres de l'Institut de santé, et de Reboul, Fabre, Alison, Jarras et André, pharmaciens examinateurs. D'après le procès-verbal, l'examen théorique fut favorable au candidat; mais l'épreuve pratique, consistant en la préparation des *tablettes antimoniales de Kunkel*, dut être répétée. Le 6 ventôse, jour de l'examen de François Bocoyran, il se produisit un incident grave. Les pharmaciens examinateurs refusèrent, sans raison plausible, de se rendre à la séance, dont ils avaient arrêté la date. L'Institut de santé, fort de son droit, passa outre.

Dans les séances suivantes, deux pharmaciens examinateurs siégèrent seulement; quant aux autres, ils continuèrent à s'abstenir et portèrent leurs doléances au Ministre de l'Intérieur. Quelque intéressants que soient ces débats, je m'abstiendrai de les raconter, car leur narré nécessiterait des détails infinis.

K. — Apothicaires nimois.

I. — Maitres-Apothicaires des xve et xvie siècles.

Pour diminuer la monotonie de cet *index funereus*, on a ajouté, chemin faisant, quelques détails relatifs, soit à la profession, soit à l'individu.

Qu'on ne s'y méprenne point; ce n'est point là une moisson, mais une modeste glane, recueillie çà et là et destinée à compléter ou à justifier ce qui a été dit dans le texte.

Nous ne reviendrons point sur le xive siècle; nous nous bornerons à dire qu'en 1351, Nimes possédait un apothicaire nommé *Lunessius*. Quoiqu'il fût seul de sa profession, il ne faisait pas de brillantes affaires, car il ne put payer une taille de sept livres et fut dégrevé de trois livres. (*Arch. mun.*, RR. I)

Alizot Pierre. La famille *Alison* ayant marqué dans la cité au xviiie siècle, j'avais tout d'abord pensé que le nom Alizot était le résultat d'une mauvaise lecture; mais, après vérification, j'ai dû le maintenir. Tous les documents de l'époque s'accordent à orthographier ainsi ce nom, et en particulier une pièce à la rédaction de laquelle cet apothicaire a sûrement concouru. Je veux parler de la Congrégation du 28 juin 1574, dans laquelle il est qualifié de *Conseillier*.

Pierre n'avait pas seulement l'estime de ses collègues, il avait encore celle de ses compatriotes. Maintes fois il est désigné comme parrain, et notamment le 25 août 1571, où il présente au baptême Suzanne Fermillon, fille de Tannequin, M^e^ chirurgien.

De son mariage avec Jeanne Donette, il eut plusieurs enfants, parmi lesquels nous citerons :

1° Jacques, présenté au baptême, le 23 juin 1572, par Me J. Roussel ;

2° Jeanne, présentée, le 25 septembre 1574, par François Barrière, Sr de Nages ;

3° Magdeleine, présentée, le 4 mars 1576, par Me Barthelemy ;

4° Jeanne, présentée, le 23 janvier 1578, par Me Jacques Veyras, docteur en médecine.

On ignore la date de son décès ; on est seulement fondé à supposer qu'il fut une des victimes de l'épidémie de peste de 1579, puisque son nom fait défaut dans le compoix cabaliste de 1580.

L'exercice de l'apothicairerie ne paraît pas avoir été des plus fructueux pour Pierre. Loin d'accroitre les biens que lui avait légués son père Arnaud, marchand, il avait, en 1571 et en 1577, amoindri son patrimoine par la vente de deux cartérades et demie de terre et de vigne. Ce fut bien pis après sa mort. Ses hoirs vendent, en 1581, sa maison sise dans la rue de Corcomaires, et, en 1585 et 1586, le restant des propriétés, consistant en trois ou quatre salmées de terre (*Arch. mun.*, QQ. 17).

La fin prématurée d'Alizot — il ne figure sur le compoix cabaliste qu'à partir du 4 mai 1571 — ne fut pas seulement préjudiciable à la fortune de ses enfants, elle semble encore l'avoir été à leur existence. Par une sorte de fatalité, ils lui survécurent peu et ne tardèrent pas à le suivre dans la tombe.

Bermond Jean. D'après le *Livre des présages* de 1544, (*Arch. mun.*, QQ. 12, fol. 423), il habitait, « en la rue du Fourt de las claux », une maison confrontant, d'une part, la maison des hoirs de Pailhes, et de l'autre, celle de Me Jean Robert, juge des fermes. Outre cette maison, allodiée 10 livres, il en possédait une autre *rue de la Sabaterie*, mais un peu moins importante.

Bonamy Rolland. Nous n'avons, à son endroit, d'autres renseignements que ceux fournis par le compoix terrier (*Arch. mun.*, QQ. 8, fol. 453). Nous en reproduisons quelques articles, afin de faire connaître sa position de fortune, et en même temps, ce qui est d'un plus grand intérêt, la constitution de la propriété à la fin du xve siècle. Cet apothicaire possédait une maison à la rue de la Lombarderie, confrontant Jean Brun et les hoirs de Jean Amalric. Pour une partie de sa maison, il payait deux livres au Chapitre de Nimes, et, pour une autre, il avait à payer vingt sous au monastère de la Font. Il avait trois cartérades de terre au mas de Manduel, autant complantées en oliviers à Laurensac et une foule d'autres (18 articles en tout), d'étendue plus ou moins considérable. Toutes ces propriétés étaient allodiées, mais quelques-unes l'étaient doublement. Ainsi une *parran*, contenant deux séterées et située « proche la fons de Nismes, confrontant avec le jardin des hoirs de Me Jehan Roger et avec la parran de Guérin Aiglin », servait de pension « aux Prescheurs, douze sols six deniers, et au couvent des Carmes, dix sols » (Quartier de la Bocarié, fol. 60, pour l'année 1480. *Arch. départ.*, H. 571).

Bonnet Bertrand. D'après une déclaration faite le 7 janvier 1555 (*Arch. mun.*, PP. 1, fol. 89), par devant les consuls en exercice, il aurait fourni à J. Fabre *les moyens* d'acquérir la boutique d'apothicairerie de P. Morier. Ce prêt, inouï de la part d'un concurrent, m'a paru l'acte d'un beau-père désireux de venir en aide à son gendre. C'est, du moins, l'interprétation que j'ai cru devoir en donner.

Suivant toute apparence, Bonnet se retira quelques années plus tard, car son nom ne figure pas parmi les apothicaires soumis, le 4 mai 1571, à l'impôt cabaliste. Il profita de sa retraite et de son expérience pour se livrer à l'exercice de la chirurgie. C'est du moins ce que démontre l'extrait suivant des *comptes* du Chapitre : « Le 24 juing 1573, ay payé à Me Bertrand Bonnet, appotiquaire, pour avoyr guari Jacques du Vinet de quelque mal qu'avoyt au talon, deux livres deux sols et six deniers » (*Arch. départ.*, G. 589). Il dut mourir ou quitter la ville peu après, car il n'a point pris part à la *Congrégation* du 28 juin 1574.

Borelly Nicolas. Celui-ci, au contraire, assista à cette réunion; mais, à en juger d'après le rang occupé par sa signature, il avait depuis peu pris place parmi les maîtres de la ville. Il payait cinq livres de *cabal*; mais, sur sa réclamation, il fut, le 2 octobre 1581, dégrevé de deux livres.

Il épousa Claudine de Moléry, fille de Jean, Me apothicaire, et en eut :

Marie, présentée au baptême, le 20 mars 1586, par sire Bossonnet;

Paul, présenté, le 3 septembre 1588, par Roux Nicolas;

Jeanne, présentée, le 21 août 1593, par son oncle Jacques Moléry;

Jacques, présenté, le 27 mars 1595, par sire J. Crozet et damoiselle Suzanne de Moléry;

Estienne, présenté, le 3 janvier 1600, par Est. de Montreuil, docteur et advocat, et damoiselle Suzanne de Sérorgues.

D'après les *Archives municipales* (QQ. 17, fol. 318), la mère de Borelly était une Alesty. Il possédait une maison rue de l'Espic, joignant Guilhaume Duchamp, notaire, et acquise de J. Chantozel; un mas et jardin au faubourg de la Madeleine; un mas à Courbessac avec une cartérade de vigne, acquis des héritiers de son beau-père, et divers lopins de terre et de vigne s'élevant à une salmée et demie.

Le mercredi, 18 octobre 1595, il est dénoncé au Consistoire pour tenir en sa boutique « du rouget d'Espaigne pour les femmes ». Il comparaît sept jours après et promet de ne plus vendre du fard. Quant à ses fils, Guillaume et Pierre (1), ils

(1) Je n'ai point retrouvé le baptistaire de ces deux fils aînés.

sont, dans la même séance, censurés pour avoir dansé (1).

Nicolas mourut le 1er mai 1620.

De Cray Guillaume. On n'a pu établir l'origine de ce pharmacien ; on est seulement en droit de dire que ce nom n'était point nimois. Marié à Madeleine, fille de Domergue Ongle, Me apothicaire, et de Catherine Deyron, Guillaume en eut :

1° Samuel, présenté au baptême, le 19 mai 1581, par son aïeul maternel ;

2° Jean, présenté au baptême, le 1er janvier 1584, par J. de Serres, ministre de la parole de Dieu ;

3° Paul, présenté au baptême, le 1er juillet 1587, par M. de Saint-Théodorit ;

4° Jacquette, présentée au baptême, le 23 juin 1589, par Jean Payan. Elle mourut le 26 août 1615 ;

5° Claude, présenté au baptême, le 27 mars 1591. Il mourut le 22 février 1599 ;

6° Loys, présenté au baptême, le 11 mars 1593, par L. de Génas, Sr de Puechredon ;

7° Jacques, présenté au baptême, le 20 février 1594, par J. Blanc ;

8° Marie, présentée au baptême, le 19 mai 1596, par Anne Rulman, principal du Collège, et Marie de Durand, femme à M. le docteur Chalas ;

9° Gailhard, présenté au baptême, le 21 mars 1598, par Gailhard de Martin et Mme la Conseillère d'Aguilhonnet.

On lit, dans le livre des dépenses du siège de Fourques (1590-91) : « Payé à Guilhaume de Cray, apoticaire de Nismes, soixante escus pour les médicquaments et autres choses par luy fournies pour la guérison des malades qui auroient esté blessés ». En marge de la page : « Leqit compte vériffié par les sieurs de La Mydie, docteur en médecine, Febris (Fabre) et Borrely, Mes appoticaires de Nismes » (*Arch. dép.*,

(1) Tous les documents extraits des *Archives du Consistoire* m'ont été fournis par M. Charles Sagnier, qui a bien voulu, à ma demande, faire ces laborieuses recherches. Je lui renouvelle ici tous mes remerciements et lui en exprime ma sincère reconnaissance.

C. 840). Pour le dire en passant, ce manuscrit sur velin est intéressant au point de vue des honoraires médicaux et chirurgicaux ; on y trouve les noms de Jacques Barbier, de Jacques et de Guiraud Gaudin, Mes chirurgiens, etc., etc.

En 1602, de Cray fut chargé de la fourniture des médicaments à l'hôpital ; et, lors de la production de son mémoire, (*Arch. mun.*, NN. 12), les Consuls poussèrent les hauts cris. On réduisit son compte à quatre cent quarante livres, et on invita le bureau à pourvoir à ce que « dorsenavant cet excès ne se fasse ».

A cette époque, Guillaume habitait, avec son beau-père, une maison sise dans la rue de la Lombarderie (Quartier de la Grand-Maison), et qui était celle qu'avaient possédée les Deyron, apothicaires. Déjà riche du chef de sa femme, il accrut encore sa fortune par son travail, et laissa à ses enfants un beau patrimoine. Il mourut le 1er juillet 1616 ; mais, depuis six à sept ans au moins, il avait confié à son fils aîné la direction de son officine. Quant à ses autres enfants, il n'avait rien négligé pour les bien établir et leur avait fait donner une instruction solide. D'après un contrat de vente reçu, le 17 mai 1620, par J. Guiran (*Arch. dép.*, E. 251), Paul et Jacques étaient alors médecins, et un troisième se proposait d'aller à Genève compléter ses études théologiques.

Deyron. Ce nom, essentiellement nimois, est aujourd'hui disparu, mais la famille qui le portait a trop marqué dans les fastes de la cité pour ne pas mériter les honneurs d'une courte notice. A en croire un document dont la copie se trouve à la Bibliothèque municipale (n° 13,855, p. 460 et suiv.), cette famille remonterait à l'époque où Nimes était colonie romaine. Quoique l'auteur de cette généalogie se prévale d'une inscription latine, cette opinion est plus romanesque que solidement établie. Tout ce qui peut être affirmé, c'est que cette famille a subsisté pendant quatre siècles au moins ; que plusieurs de ses membres sont parvenus aux honneurs consulaires, mais que peu à peu les descendants ont décru en considération. Après avoir figuré au premier rang comme hommes de loi, les Deyron, diminués dans leur fortune, se font marchands et enfin maitres-apothicaires.

Si c'est là, au point de vue politique, une sérieuse et réelle décadence, ce n'est point, tant s'en faut, le signe d'un abâtardissement intellectuel. Avant de disparaître, cette famille jette un dernier éclat et produit l'auteur des *Antiquités de la ville de Nismes*.

Parlons maintenant des apothicaires qui ont appartenu à cette famille.

Deyron Jean. Issu de Dominique, qui fut par deux fois consul, et de noble Jeanne de Bressoles (et non de J. de Bossolets, comme l'écrit l'auteur de la généalogie), Jean fut le premier de sa race qui embrassa l'humble profession d'apothicaire. Son biographe nous laisse ignorer les motifs de cette détermination, et nos recherches ne nous ont rien appris sur ce point. Nous savons seulement que le père était extrêmement irrité contre l'ingratitude de son fils. De là les marques de mécontentement qui sont parvenues jusqu'à nous. Le marchand, devenu bourgeois, ne se contente pas de fonder un obit en faveur des RR. PP. Carmes, et de donner, à cet effet, deux vignes, sises au lieu appelé les *Bargottes*, dans la dîmerie de Saint-Baudile (*Arch. dép.*, H. 318, année 1471); mais il paraît avoir dépouillé Jean d'une grande partie de sa fortune. C'est, du moins, ce qui semble ressortir de deux pièces conservées aux archives (H. 571 et 581). D'après le testament, daté du 16 novembre 1485, il institue les Frères Prêcheurs héritiers, non-seulement de ses biens, mais encore de cent livres dues par Louis de Bressoles, son beau-père, à charge de dire, tous les lundis, une messe avec l'absoute, pour le repos de feue Jeanne de Bressoles; et, de plus, il fonde un trentenaire, chacun an, à l'intention de l'âme de Marguerite Gautier, sa mère. D'une note jointe au dossier, il ressort que Jean n'eut de son père que 400 florins et une terre de trente séterées, située au chemin d'Avignon (1).

A s'en référer à la date du mariage de Jean avec Jeanne de Noulebengue (16 novembre 1485), cette union aurait été

(1) D'après mes recherches dans les compoix, cette note ne serait pas tout à fait exacte.

la cause du ressentiment paternel. C'est, du moins, l'hypothèse que je me suis cru autorisé à adopter.

De son mariage, Jean eut: «Guillaume, Dominique (il était, en 1527, prieur des Dominicains), et Guy, masles, et deux filles, Jeanne, femme de Nicolas Boudet, et Jacquette, femme de messire Pierre Alesti, docteur es droits. Il décéda en sa métairie de Costebalenc, au mois de novembre 1517».

Deyron Guillaume. Fils aîné du précédent, il épousa, le 3 décembre 1515, Guillaumette Morière, sœur de Pierre Morier, M^e apothicaire, et fille de Bitronne Grosse, de Saint-Gilles, issue, environ l'an 1500, de la famille de Louis Gros, de laquelle avait été Guidon Gros, qui fut pape sous le nom de Clément IV. A l'occasion de ce mariage, Jean donne à son fils la boutique d'apothicairerie et une maison, située à Nimes, dans la rue appelée la Lombarderie, confrontant, du midi, la maison des hoirs du sieur Bonafoux, du nord (de bize), la maison des hoirs de Pierre Gallerii, du couchant, ladite rue, du levant, la rue qui va vers l'église Saint-Estienne (Mathieu Fazendier, notaire).

En attendant que l'aisance vienne, les jeunes époux battent monnaie et vendent, à l'abbaye des religieuses de Sainte-Claire, un verger d'une séterée de contenance, situé à côté du cimetière de Saint-Vincent. Ce verger ne conserva pas longtemps cette destination ; il fut loué par la ville et servit à agrandir l'infirmerie des pestiférés qui était, pour lors, placée en ce quartier. Quant au prix auquel fut consentie cette vente, il n'était pas considérable, à en juger par le taux de la location annuelle, qui était de cinq sols.

Pendant la peste de 1530, Guillaume fournit les drogues à la ville et reçut, pour cet objet, cinquante livres dix-neuf sous un denier (*Arch. mun.*, LL. 5). En 1534, il vendit, au syndic des Frères Prêcheurs, une olivette sise au quartier appelé Puech-Léonard ; mais, en retour, il racheta, la même année, les deux vignes qui avaient été données, en 1471, aux RR. PP. Carmes par son grand-père.

Mais donnons la parole à son biographe, car nous avons épuisé tous les renseignements que nous avons recueillis. « Ce royaume ayant esté longuement affligé des guerres durant les querelles du Roy François premier et de l'Empereur Charles le Quint, lesquelles avoient rendu le peuple en estat fort calamiteux (1), et particullièrement Nismes, où nostre Guilhaume Deyron fut esleu troizième consul avec Me Gevaudan, avocat, Bernard de la Croix, bourgeois, et Anthoine Chicard (Sicard), laboureur. Ils exercèrent leur consulat en l'année 1536, en laquelle ils eurent de grandes affaires, à cause que l'Empereur vint jusques à Aix, en Provence, avec une grosse armée, et le Roy, avec toutes les forces de France, jusques en Avignon, d'où il controignit l'Empereur de s'en retourner. Il décéda le 24 avril 1540, laissa trois masles, Jacques, Jean et Robert, desquels le dernier ne le survesquit que d'un an, et quatre filles, sçavoir Jeanne, qui fut mariée à Robert Fraisin, marchand ; Brancassie, à Arnaud d'Aspères ; Catherine, à Domergue Ongle, apoticaire; et Louyse, à Pierre Musieu. Ses charges rendent sa vie mémorable pour sa prudence et probité ; mais sa mort temoigne de sa piété et de sa charité bien ordonnée. Car, par son testament, il a fait beaucoup de légats pies, l'un de quatre saumées de bled, distribuables en pain, secrètement et de nuict aux pauvres vergogneux indigens et nécessiteux, sans faire aucun bruit ny donner publiquement, et chargea son héritier de nourrir ses filles, quoyqu'il les eût bien dottées, en cas que leurs maris tombassent en pauvreté ».

Deyron Jacques. Fils aîné du précédent, il embrassa la profession paternelle. « Marié en l'an 1540, à Léonarde de Brana (fille de Guichard de Brana, chirurgien), il n'eust pas le temps de donner de grandes connoissances de soy pour le peu qu'il vescut, estant décédé au mois de juillet 1546 (2). Il laissa trois enfants : Guichard, Pierre, Jean, desquels Guichard et Jean moururent au-dessous de l'âge de vingt ans ». Quant à Pierre, il fut successivement ministre aux Eglises

(1) D'après ce manuscrit, un Deyron servait dans les armées de Charles-Quint. C'était si naturel à l'époque que le biographe signale le fait sans flétrir, comme il l'eût dû, ce routier mercenaire, qui n'avait pour patrie que le salaire, pour honneur que la bourse, et pour drapeau que l'argent.

(2) Cette date est erronée, puisque, le 15 février 1546, son beau-père, Me Guichard de Brana, déclare aux Consuls qu'il a vendu la boutique à F. Fermilhon.

réformées de Bagnols, Saint-Esprit et Nimes, et épousa, en 1560, Pancracie de Moléry.

Jacques, comme ses père et grand-père, avait, dans la rue de la Lombarderie, son officine (1) (*Arch. mun.* QQ., 12), qui fut, quelques années après sa mort, acquise par Domergue Ongle (2).

Du Tour Antoine. L'existence de cet apothicaire m'est révélée par trois faits. Il assiste à la création de la Confrérie, est inscrit au compoix cabaliste de 1530 (*Arch. mun.*, PP. 1, fol. 14), et reçoit, en 1532, deux livres pour avoir fait tirer le canon lors de l'arrivée de Mgr de Clermont, lieutenant du Roy en Languedoc (*id.*, RR. 11). Il dut mourir peu après.

Du Tour Guillaume. Fils du précédent, il épousa Françoise Acharde et en eut plusieurs enfants, parmi lesquels nous citerons Estienne, Alexandre, Tannequin, Thomasse, etc. etc. D'après le compoix (*Arch. mun.*, QQ. 10, fol. 205), il habitait une maison rue de l'Espic, confrontant les maisons de Bernard de la Croix et de Jehan Augier, pour laquelle il servait 15 livres de pension à Anthoine de Joncheyret. Il possédait également un jardin en la Carrèterie, pour lequel il servait 25 livres de pension à Tristan de Brueis, une crote aux Arènes, et, en outre, une quinzaine de cartérades de terre ou de vigne.

Il embrassa la Réforme et joua un rôle actif dans les affaires de l'époque, notamment le 3 octobre 1567 (Ménard, t. V, preuves, p. 62). On l'accuse d'avoir, dans le pillage d'une maison, pris un mortier de fonte.

Du Tour Estienne et Alexandre. — Fils du précédent, ils vécurent sous le même toit, avant comme après la mort de leur père, et associèrent leurs travaux jusqu'à ce que la mort vînt rompre cette collaboration quotidienne. Jamais frères ne furent plus unis ; aussi, pour ce motif, nous les avons réunis dans une seule et même notice.

Alexandre, qui mourut le premier, vers 1591, était le plus

(1) Maitre Guichard de Brana ou Brenna habitait également cette rue.

(2) Un descendant de Jacques Deyron fut apothicaire au XVIIe siècle.

jeune. Il avait épousé Yolande de Finor et en eut Suzanne (1), qui fut tenue au baptême, le 21 mai 1578, par son oncle Estienne. Quant à celui-ci, il avait épousé Anne de Parville et en avait eu, entre autres enfants, Madeleine, qui devint la femme de Léonard Théremin. Comme son frère, il était estimé et fut maintes fois parrain. Il fit partie du Conseil politique et fut élu consul en 1577. Le 16 décembre 1579, il fut nommé *ancien* pour le quartier des Arènes, et mourut le 15 novembre 1597, chargé d'ans et entouré de la considération publique.

Fabre Jean. — Il était fils d'Antoine, qui, après sa réception à l'Université de Médecine de Montpellier, remplit, pendant l'épidémie de peste de 1520, les fonctions périlleuses de *capitaine de santé*. Quoique cette filiation soit vraisemblable à tous les points de vue, elle ne saurait, vu l'absence des baptistaires relatifs à cette époque, être irréfragablement établie.

Les compoix terriers, qui nous ont fourni à l'égard de la filiation de précieux indices, se taisent à l'endroit d'Antoine ; mais, comme ils se comportent de même à l'égard de ses confrères professionnels, ce silence ne saurait être considéré comme une marque d'incapacité. Loin de là, il est une preuve de plus que la pratique de la médecine ne conduisait pas précisément à la fortune. A l'inverse des apothicaires et même de quelques chirurgiens, les médecins du xvie siècle gagnaient tout au plus de quoi assurer leur pain quotidien ; ils ignoraient le superflu, et, après avoir passé leur vie à soulager de nombreuses infortunes, ils laissaient pour tout héritage la mémoire de leurs actes et le souvenir de leurs vertus.

Pour tous ces motifs, il est difficile de dire si le père pesa sur la détermination du fils, ou si Jean se laissa séduire par la position acquise par les Menonville et les Moléry ; mais il est certain qu'après quelque temps d'apprentissage, il acquit la boutique d'apothicairerie de P. Morier. Le fait ressort d'une note, en date du 17 janvier 1545, et est confirmé par une déclaration du vendeur faite dix ans plus tard. (*Arch. mun.*, PP. 1, fol. 4 et 89).

A l'article *Bonnet*, j'ai dit la part que prit à cet achat ce

(1) Elle épousa M. Guibal, avocat, et mourut le 16 septembre 1622.

personnage ; je me bornerai à ajouter ici que Jean justifia pleinement les espérances qu'il avait données. Non content d'élever avec soin sa nombreuse famille, il assura encore par son travail l'avenir de ses enfants. Ainsi, en 1562, il achète un jardin au faubourg des Prêcheurs et deux cartérades de terre ; en 1563, une vigne, etc. etc. (*Arch. mun.*, QQ. 17.)

On lit dans le livre des ***Recettes et dépenses du chapitre pour l'année 1568*** : « Le 17 septembre 1568, ay payé à Jehan Fabre, appoticaire, en deduction de ce que le chapitre lui doibt, tant pour avoyr forni des mediquaments aux chanoines du vestiaire que pour les chandelles de cire pour l'église, la somme de cent livres, comme appert par quittance de Me Menard » (*Arch. départ.*, G. 587).

On lit d'autre part dans le baptistaire de Saint-Castor : « Le 12 octobre 1568, a esté baptisée Loïse, filhe de mestre Jehan Fabre, apotiquaire. Le perrin, M. le conseillier Pierre Saurin ; la merrino, Mademoiselle Loïse d'Aubenas ». Pour le dire en passant, la marraine n'était autre que la veuve de Robert de Menonville.

C'est là le seul enfant dont j'aie relevé le baptême ; mais ce n'est pas, tant s'en faut, le seul qui doive être attribué à cet apothicaire. Avant comme après cette date, il eut Jean, qui lui succéda ; Jacques, qui prit à Montpellier ses lettres de docteur ; Claudine, qui épousa Pierre Blisson, etc., etc.

L'apothicairerie de Fabre était rue des Cardinaux (rue des Orangers), dans une maison confrontant du levant M. Recolin, conseiller ; du couchant, Louis Bastide et Guichard Baudan, du nord ladite rue, et du midi, une maison ayant son entrée dans la Lombarderie et acquise plus tard par son fils aîné. D'après le cannage de 1596 (QQ. 18, fol. 67), elle occupait 58 cannes de terrain et renfermait une inscription antique dont Gruter, Rulman et Guiran ont relevé le texte. (V. Ménard, t. VII, p. 413.

Fabre, qui dès 1570 était le doyen de sa communauté, parvint à une haute vieillesse. Il exerça, en effet, pendant une cinquantaine d'années sa profession. Non-seulement il eut le bonheur d'initier à la pharmacie un de ses fils, mais encore il lui fut donné de recevoir les caresses de ses petits-enfants On ignore la date précise du décès, mais on est autorisé à croire qu'il arriva vers la première année du XVIIe siècle.

Fabre Jean. — Moins favorisé que le précédent, dont il se montra le digne fils, il se heurta à une foule de difficultés, lorsqu'il voulut se faire admettre à la maîtrise. Ce n'était pas qu'il eut une instruction insuffisante ; c'était pour des raisons qui ne font point honneur à ses adversaires. Grâce à l'intervention du sénéchal, l'hostilité de ses confrères finit par être vaincue ; mais la lutte n'avait pas duré moins de deux ans. C'est là un exemple frappant de la puissance des corporations et de leur force de résistance.

Reçu le 19 mars 1589, Fabre trouva, dans les joies de la famille et la confiance de la clientèle, une compensation aux luttes qu'il avait eues à subir.

De son mariage avec Guillemette Fourrière, Fabre eut plusieurs enfants, entre autres :

1° Jacques. « Le 10 aost 1597, a esté baptizé Jacques, filz à sire Jehan Fabre et Guillemette Fourrière. Le parrin, Me Jacques Saurin, conselier ; la marrine, Honorade George » ;

2° Abel. Il se fit ecclésiastique, et était, en 1654, chanoine et vicaire général de l'évêque de Nimes ;

3° Diane. « Le 22 novembre 1603, a esté baptizée Diane, filhe à sire Jehan Fabre, M[e] appoticaire, et à Guilhaumette Fourrière. Le parrin, Me Honnorat de Gevaudan, advocat du Roy ; la marrine, damoizelle Diane de Georges » ;

4° Jeanne. « Le 12 jung 1606, a esté baptizée Jeanne, filhe de sire Jehan Fabre, de Nimes, et de Guilhaumette Fourrière, mariés. Le parrin a esté Révérend Père en Dieu Mgr Pierre de Valernod, évesque de la présente ville de Nismes ; la marraine a esté damoiselle Jeanne de Bourdin (femme de M. François de la Baulme) » ;

5° Loyse. « Le 4 aoust 1608, a esté baptizée Loyse, filhe de Jehan Fabre et de Guilhaumette Fourrière. Le parrin, Me Jehan Galepin, conseiller en la cour ; la marraine, damoiselle Loyse Fabresse (sa tante paternelle) ».

La confiance du public ne fit pas défaut à cet apothicaire, et amena dans le foyer domestique les douceurs de l'aisance. Loin d'abuser des dons de la fortune, il paraît avoir entassé économies sur économies. Il fut en état de doter convenablement ses filles, et d'acheter pour son fils aîné une charge de conseiller au présidial. A raison des lacunes qui existent dans les baptistaires catholiques, j'ignore s'il fut appelé à être parrain d'un de ses petits enfants; je sais seulement que sa femme tint en baptême, le 24 septembre 1626, Antoine, fils de Jacques Fabre, conseiller du Roy au Présidial, et d'Isabeau de Bournet de Marignac. Jean Fabre dut mourir quelques années plus tard; mais, à raison des lacunes existant dans les mortuaires, je ne saurais préciser la date du décès (1). Tout ce que je puis dire, c'est que, longtemps avant sa mort, il avait vendu sa boutique d'apothicaire. Quoique doyen de la communauté, il n'assistait plus aux séances, et, après une longue vie de labeurs, il savourait les douceurs du repos.

FABRE Melchior. Malgré la similitude du nom patronymique, il ne parait pas avoir existé de parenté entre cet apothicaire et les précédents ; du moins rien n'autorise cette pensée. La signature de Melchior se trouve au bas de la *Congrégation*.

A la suite des troubles religieux de 1575, Fabre se retira à Beaucaire, où il mourut vers 1590. D'après les archives municipales, son officine se trouvait dans la rue du *Marché du Bled*, ou du moins il possédait là une maison de 26 cannes d'étendue (QQ. 18, fol. 34). D'après le compoix de 1592, ses hoirs payaient dix livres de cotisation.

FAULCHER ou FAUCHIER Jacques. Comme le précédent, il assista à la Congrégation de 1574, mais, à en juger par le rang occupé par sa signature, et par son inscription, le 4 mai 1571, sur le compoix cabaliste, il était plus ancien dans la profession.

Marié à Magdeleine Alizot, sœur de l'apothicaire, il eut plusieurs enfants, entre autres :

1° Jeanne, présentée au baptême le 16 mars 1574, par Jehan Astié ;

2° Etienne, présenté au baptême, le 17 mars 1577, par E. du Tour, Me apoth. ;

(1) D'après une trouvaille de la dernière heure, il serait mort le 9 octobre 1618. (*Arch. mun.*, II. 4).

3° Magdeleine, présentée au baptême, le 14 février 1579, par Jacques Veyras, docteur en médecine. Elle mourut le 8 février 1601.

Ce sont là les seuls enfants mentionnés dans les baptistaires protestants ; mais on est fondé à attribuer à cet apothicaire, Jean qui se fit notaire, et Samuel, qui succéda à son père, et dont il sera parlé au XVIIe siècle.

Jacques possédait, rue de la Lombarderie, une maison d'une contenance de trente-six cannes. Elle confrontait du levant, la rue, du couchant, Estienne Baboys, du nord, Guillaume de Cray, Me apothicaire, et du midi, Louise Guiraude (*Arch. mun.* QQ. 18, fol. 22). Comme tous les apothicaires de l'époque, il payait trois livres de cabal ; mais comme propriétaire, il avait à acquitter une cotisation de 31 livres 16 sols. En 1592, il existait un Fauchier, médecin, qui habitait le quartier du Prat et payait trois livres de cotisation. C'était sans doute le frère cadet de l'apothicaire ; mais, faute de renseignements, on ne saurait être plus affirmatif.

Jacques parvint à la vieillesse, et s'éteignit le 29 juillet 1608, comblé des soins de sa femme, et entouré de ses enfants et de ses petits-enfants.

LAMOROS André. Il vivait en 1475 et possédait une maison, rue de la Roserie et diverses vignes et terres (*Arch. mun.*, QQ. 6, fol. 448).

LE PRESTRE ou LE PETRE Jean. Deux apothicaires, père et fils, ont porté ce nom et prénom. L'existence du premier nous est révélée par des lettres royaux, qu'il obtint en 1462, contre dame Hélize Beulière, religieuse du monastère des Minorettes de Nimes (*Arch. mun.*, EE. 5, pièce n° 38). Quant à la date de sa mort, elle nous est inconnue ; nous savons seulement qu'elle eut lieu avant 1480, puisqu'à cette époque, ses héritiers figurent au compoix (*Arch. mun.*, QQ. 8, 567) (1). La vie du second nous est encore moins connue.

(1) Le 16 août 1476, il fut offert au prince de Tarente vingt livres de dragées « tam pro quatuor duodenis quatuor intorticiis bacculorum, quam decem intorticiis macissis » qui furent fournies par Claude de Menonville, Guilhau-

Nous savons seulement qu'il était mort avant 1544 ; que sa fille Catherine épousa J. Moléry. D'après le compoix (QQ. 10, fol. 242), la maison de Jehan Le Petre (ceci est la nouvelle orthographe du nom), était rue de l'Espisserie. Elle confrontait d'une part, celle des hoirs de Bernard Reynaud, et de l'autre, celle de noble de Tannerie.

Lubac (de) Jean. Le compoix de 1544, précédemment cité (fol. 219), nous donne le détail de ses propriétés. Il avait acquis, de M. le Trésorier, une maison « assise rue des Espics », confrontant Me Jehan de Campo, notaire, deux rues et les hoirs de sire Jehan David. Cette maison était allodiée vingt livres tournois. Outre cet immeuble, dans lequel se trouvait l'officine, Lubac possédait un jardin en la Carréterie et une terre de six cartérades.

Parvenu à l'aisance, il se retira, vers 1558, de l'apothicairerie et prit place dans la bourgeoisie. C'est en cette qualité qu'il fut second consul en 1560. Avec son ancien confrère, Me Jean Fabre, il assista, le 17 juillet 1564, à une réunion du conseil politique.

Menonville. Quoique cette famille ait eu, à Nimes, une durée moins longue que la famille Deyron, elle ne laisse pas d'avoir rempli un rôle considérable. En conséquence, j'ai dû m'attacher à relever les moindres détails la concernant; mais, malgré les recherches les plus consciencieuses, je n'ai pu dissiper toutes les obscurités qui couvrent son origine. Tout ce que je puis affirmer, c'est qu'il y avait, au milieu du xve siècle, un Gabriel de Menonville, apothicaire, qui avait épousé Madeleine Arlier. En 1475, elle était veuve et figurait parmi les propriétaires de l'époque (QQ. 8, fol. 392).

De ce mariage naquit, entre autres enfants, Claude, qui, conformément aux traditions du siècle, marcha sur les traces de son père; mais bientôt, médiocrement satisfait de cette position, il se fit marchand en gros. On ne saurait dire si

me Malhet et Jean Le Petre, Mes apothicaires. (Ménard, preuves, t. III, p. 327). Le 4 mars 1478, Guilhaume Malhet, Claude de Menonville, la veuve de Jean Le Petre et Durand du Tor font une fourniture analogue (ibid. p. 339).

cette détermination lui fut dictée par l'accroissement de sa famille, mais on peut affirmer que, dès 1480, il avait, soit de son chef, soit du chef de sa femme Jeanne Advocate, une très-belle fortune. D'après le compoix cité (fol. 97), il possédait cinq maisons et douze propriétés rurales de contenance variable. La maison principale, où il avait son apothicairerie, était rue de l'Espisserie, et confrontait, d'une part, la maison Dutor, héritier de Constance Rascasse, et, de l'autre, une maison qu'il avait acquise de P. de Illice; elle payait au Chapitre 37 livres. Bref, il avait trois maisons contiguës : une près l'église Sainte-Eugénie et une autre rue Caguensol. Il était, par suite, non-seulement le plus riche des apothicaires, mais encore un des plus opulents propriétaires de la cité.

Je m'abstiendrai de répéter ce qui a été dit dans le texte; je me borne à ajouter que Claude dut mourir de 1506 à 1510. Il laissait deux fils au moins : Milon, qui s'était signalé en luttant contre des voleurs, et Claude, qui lui succéda.

CLAUDE. Il a peu fait parler de lui. Son existence serait même passée inaperçue si, en 1527, il n'avait reçu dix-neuf livres sept sous pour médicaments fournis aux pauvres, et si, en 1530, il n'avait été inscrit sur le compoix cabaliste (*Arch. mun.* PP. 1, p. 7). On ignore le nom de sa femme; on sait seulement qu'il laissait trois fils : Etienne, qui eut pour patrimoine la maison de la rue Caguensol; Claude, qui epousa, le 22 mai 1547 (Jacques Ursi, notaire), Jehanne, fille de feux Anthoine Ribeyrolle, marchand, et de Sibille Teissier; et enfin Robert, qui, en sa qualité d'aîné, hérita de l'apothicairerie et d'une grande partie de la fortune.

ROBERT de Menonville fut le dernier à exercer la pharmacie. Il est cité, en août 1540, par Ménard (t. IV, preuves, p. 176, col. 2). Il figure dans un acte avec sa sœur, femme de Claude Martin, marchand drapier de Montpellier (21 août 1547, J. Ursi, notaire). Dans les comptes du Chapitre (*Arch. départ.*, G. 586) on lit : « Ai payé à Me Robert de Menonville, apoticaire, pour entier paiment de ce qu'il a fourni de sa botique à MM. les chanoines estant à l'infirmerie, depuis le 5 juin 1556 jusqu'au 17 août 1557, cinquante livres dix-huit sols». Le 16 août 1558, il reçoit, pour le même objet, soixante livres; il dut mourir peu après, car, le 6 septembre 1561, c'est Jean Moléry qui le remplace dans cette fourniture.

Quoi qu'il en soit de la date de sa mort, ses héritiers renoncèrent à la pharmacie. De ses enfants, les uns restèrent catholiques, alors que d'autres, imitant leur mère, embrassèrent les idées de la Réforme. Voici comment est libellé le décès de sa femme : « Damoiselle Louyse d'Albenas, vefve à feu sire Robert de Ménonville, femme de grande piété, ayant beaucoup souffert pour soutenir la vérité de l'Evangille, est décédée le xxv de février 1605, agée de 90 ans ou environ », et en marge : « Qui a veu, advant que mourir, les enfants des enfants de ses enfants ».

Cette nombreuse lignée ne paraît pas avoir prospéré. Elle perdit la fortune, et, en 1636, elle n'était plus représentée que par un modeste métayer de Courbessac, nommé Pierre Menonville.

Moléry Antoine. — D'après le compoix de 1544, il possédait plusieurs maisons, dont la plus importante était sise rue Na-Buade, et même un *tablier* en la boucherie ; mais cette fortune était moins le fait de l'exercice professionnel que celui de son alliance avec Françoise Fermaude. C'est du moins ce qui ressort de ce document, comme aussi du testament de sa femme reçu, le 8 décembre 1546, par Jacques Ursi, notaire. A cette date, Antoine n'était plus, et c'est sous cette triste impression accrue, par la mort de sa fille, que la veuve dicte ses dernières volontés. Elle parle, dans cet acte, de Jehan et d'Antoine, ses deux fils, de Françoise, sa petite-fille, issue de Estiennette, qui avait épousé, le 13 janvier 1545, sire Marc Moynier, marchand, et de Françoise Molhery, *sa filiole* et nièce, issue de Jehan, M° Apoth., et de Catherine Le Petre.

Françoise Fermaude vécut encore de longues années, puisque, le 7 avril 1561, elle dicta un second testament au même notaire.

Moléry Jean dit le Jeune. — Fils du précédent, il lui succéda et épousa, le 16 décembre 1547, Catherine de Sauzet, fille de Mr Jehan, docteur es droits et conseiller au sénéchal de Nimes, et de demoiselle Madeleyne Boyleau (J. Ursi, notaire).

A raison de cette alliance et de sa fortune personnelle (car en ce temps les aînés recueillaient à peu près toute la succession paternelle et maternelle), Jean fut un des personnages les plus considérables de la cité. A plusieurs reprises, il est membre du Conseil politique et est, en l'année 1561, délégué auprès du Gouverneur avec Arnaud de la Cassaigne, P. Cellerié, orfèvre, et Jean Luquet, libraire, pour répondre d'une cotisation importante.

Sa vie intime est moins connue ; pourtant, d'un testament reçu par Jacques Ursi, le 15 mars 1568, et d'une donation entre vifs pour cause de mort faite trois jours après, il ressort qu'il avait eu de son mariage cinq filles et deux garçons.

L'aînée des filles, Anne, se maria, le 17 avril 1566, à P. Ferrand, médecin d'Anduze ; Claudine, à Nicolas Borrely, Me Apoth. ; Suzanne, à Vidal de Saliens ; Marie, à Jean Tourres, et en secondes noces à J. Félix ; enfin Esther épousa (14 janvier 1593), Jean Gamond, greffier.

Des deux fils, qui s'appelaient Jacques et Jean, le plus jeune mourut sans postérité ; quant à l'aîné, marié à Louise de Barrière il se contenta d'être bourgeois. Leur mère parvint à un âge très avancé, et s'éteignit le 24 mai 1618.

Quant au nom de Moléry, s'il est venu jusqu'à nous, ce n'est pas que ceux qui l'ont porté aient eu une notoriété particulière, mais c'est qu'il est resté attaché à un mas, situé derrière la Tour-Magne. Celui-ci a dû sa célébrité à une inscription qui y fut découverte en 1760 et à un écho curieux qui s'y trouvait. L'exploitation de la carrière a fait disparaître l'écho, mais le souvenir en a été conservé par Guiran (1). Voici les renseignements qu'il donne à ce sujet : *Supra fontem nostrum celeberrimum, in locis montanis, juxta villam Moleri* (aujourd'hui *Mas-Moléry*), *resonabilis est echo quae suavissimam distinctamque vocem resonat redditque. Foramen exiguum est in pede monticuli, parumque excavatum sine ulla profunditate; cui si pronus adponis os cantans vel clamans, postica collis parte singulas a te editas voces (non septies, ut quidam praedicarunt) repetitas audient comites*

(1) *Catalogue de la collection épigraphique du Musée de Nîmes*, par M. Germer-Durand, p. 33.

praesentes (voir J.-C. Frey, *Admir. Gall.*, p. 370).— *Huc quandoque domicellae, cum adolescentulis convenientes, merendis se reficiunt et recreant.* —(*Antiq. et Inscr. Nemausenses*, B. N., 13.800, p. 208).

Moléry Jean dit le Vieux. — Il était l'oncle du précédent, et par suite frère d'Antoine. En sa qualité de cadet, il avait été réduit à la portion congrue ; aussi considéra-t-il comme une fortune inespérée son alliance avec Catherine, fille de Jean le Petre, apothicaire. Cette union le rendait propriétaire d'une maison « assise en la rue de l'Espicerie » maison dans laquelle était établie depuis longues années une apothicairerie. On ne sait si la clientèle n'en avait pas oublié le chemin, mais on peut affirmer que Moléry y parvint à la prospérité, puisque, d'après le compoix de 1544 (*Arch mun.* QQ. 10, fol. 242), il possédait une quinzaine de cartérades de terre, vignes ou olivettes. Assurément ce n'était pas là l'opulence, mais du moins c'était un avoir respectable.

A l'inverse de son frère Antoine, Jean parvint à un âge avancé ; aussi, pour le distinguer de son neveu, faisait-on suivre son nom de la qualification de *vieux*. A sa mort, il laissa Antoine, qui avait épousé Jeanne Dussaud, et plusieurs filles. Françoise, l'aînée, épousa Barthélemy Guiraud, docteur et avocat ; Pancracie se maria avec P. Deyron, « ministre de la parole de Dieu » ; Rose avec J. Sannier, Me apoth.; Madeleine avec Ant. Sabatier, notaire.

Montbanos Pierre (de). Il reçoit quatorze livres deux sous pour torches fournies aux Consuls (*Arch. mun.*, RR. 8, fol. 86). — Cette année 1481 fut fatale au corps médical. Le médecin de l'hôpital, Matthieu Maire, et son remplaçant immédiat, Claude Auxilliat, furent emportés à quelques jours d'intervalle.

Morier Pierre. Père ou frère de Guillemette épouse de G. Deyron, il paraît avoir été un personnage considérable. Non-seulement il fut consul, ainsi qu'il a été dit ; mais encore, en dépit de sa profession, il le fut au second rang. En sa qualité de membre du Conseil politique, il a signé, en janvier 1541, le contrat de Claude Baduel. Il avait dans sa profession acquis l'aisance, et est signalé, avec Me Guichard de Brana, comme propriétaire de biens nobles à Saint-Gervasy. *Arch. dép* C. 779.

Ongle Domergue. Loin d'être nimois, comme le précédent, il est d'origine piémontaise. Du moins une donation entre vifs, reçue le 1er avril 1561 par J. Ursi, notaire, nous apprend que son frère Antoine était maître cordonnier à « Final en la Rivière de Genes ». On ignore les évènements qui ont pu amener Domergue à quitter son pays natal, mais on est fondé à penser que la Réforme ne fut pas étrangère à cette détermination. Ce qu'il y a de certain, c'est que, le 7 janvier 1555, (*Arch. mun.* PP. fol. 90), assisté de G. de Brana, il déclare devant les consuls qu'il a acquis le cabal de J. Deyron, et que, le dimanche 23 mars 1561, il se trouve à la première séance du Consistoire et doit à sa ferveur pour la Réforme d'être élu surveillant ou *ancien*.

Il était très-populaire et figure très-souvent comme parrain dans les baptistaires protestants.

Lors de la peste de 1579, il se conduisit admirablement, et est signalé, avec son confrère Jean Fabre, comme une des rares personnes qui ne désertèrent point leur poste de combat.

De son mariage avec Catherine Deyron, il eut deux filles, Madeleine et Isabeau. En 1592, il habitait, avec G. de Cray, son gendre, une maison sise rue de la Lombarderie. Il payait 42 livres de présage, 3 livres de cabal et 129 livres 13 sols de cotisation. A en juger par le chiffre relativement élevé de ses impositions, il était non-seulement le plus riche des apothicaires, mais encore un des propriétaires les plus aisés de la cité.

Pic Jean. Quoique contemporain du précédent, il n'arriva pas à une semblable position de fortune. A s'en référer au chiffre de ses impositions, il fut le moins fortuné des apothicaires de son temps. En 1592, c'est-à-dire après avoir exercé vingt et un ans sa profession, il n'a pas de biens-fonds et acquitte trois livres de cabal — c'est la taxe uniforme pour tous les apothicaires— et sept livres de cotisation. Il habite pourtant le quartier aristocratique du *Prat*, et a, entre autres voisins, S. Jacquy, imprimeur, P. Gilles, libraire, et T. Guillaumet, chirurgien. Sauf ce dernier, qui paie trente et une livres de cotisation, les autres ne sont guère plus imposés que lui. Ainsi le libraire ne paie qu'une livre de cabal et quatre livres six sols de cotisation, et l'imprimeur verse à la caisse trois livres de cabal pour les sept lits que renferme sa maison et sept livres dix sols de cotisation. On voit, par ce dernier détail que l'imprimerie n'était pas encore arrivée à l'époque de sa prospérité.

Pic avait embrassé les idées de la Réforme ; mais, à en juger par les archives du Consistoire , il était rebelle à la discipline. Le 9 septembre 1592, il reconnaît cependant sa faute et demande pardon à Dieu « devant ledict colloque, les genoulx à terre » ; mais, néanmoins, il recommence peu après. Sa faute, c'est qu'il vend aux dames du fard et des arcanettes, et qu'il s'obstine à ne point en faire réparation à l'Eglise. Aux remontrances dont il est l'objet, il répond par les paroles qui ont été citées dans le texte (p. 45). Il finit par céder et est reçu aux sacrements, le 3 juin 1598.

Pic avait épousé Thomasse Dutour, qu'il perdit le 12 avril 1598, et lui-même rendit son âme à Dieu le lundi 8 janvier 1601.

Pistoris Foulque. La première mention de cet apothicaire se trouve dans le compoix cabaliste (PP. 1, fol. 17). D'après le compoix terrier de 1544 (*Arch. mun.*, QQ. 10, fol. 230), il avait sa boutique au quartier des Garrigues. Il ne possédait pas de maison, mais avait un mas à Courbessac, une cartérade de vigne et quatorze séterées de terre.

Pistoris Tannequin. Suivant toute vraisemblance, il était fils du précédent. C'est le 4 mai 1571 qu'il est inscrit sur le compoix cabaliste; mais, depuis quelques années, il était marié à Gabrielle de Tinel. De cette union il eut plusieurs enfants. Nous citerons entre autres Jean , qui épousa Tiphaine de Brun ; Antoine, docteur et avocat, qui épousa Françoise d'Amalric ; Louise , femme de Jean Moynier ; Marguerite, femme de Jean Amalric ; Madeleine, présentée au baptême, le 7 juin 1572, par Jean du Pin ; Louise, tenue le 7 septembre 1580, par M. de la Rouvière.

Indépendamment de ses petits-enfants dont, suivant l'usage consacré, il a tenu l'aîné au baptême, Tannequin figure souvent comme parrain dans les baptistaires protestants. Enfin, d'après les archives du Consistoire, il est accusé, en mai 1591, d'avoir engrossé une chambrière.

Tannequin habitait le quartier Méjan et payait, en 1592, cinquante-neuf livres de présage et quatre-vingt-quatorze de cotisation. Il était, par suite, un apothicaire fortuné.

Tannequin Pistoris mourut le 18 août 1610. Peu après, ses enfants quittèrent Nimes ; car on n'a retrouvé ni de nouveaux baptistaires les concernant, ni leurs actes de décès.

Plantier Jean. Inscrit sur le compoix cabaliste en même temps que le précédent, il n'y figure plus en 1580. Peut-être s'était-il expatrié à cette époque, peut-être aussi avait-il succombé à la peste de 1579 ? On a peu de renseignements sur son compte ; on sait seulement qu'il avait épousé Catherine de la Farelle et qu'il en eut : 1° Jehan, présenté au baptême, le 20 mars 1575, par M. Jacques de la Farelle ; 2° Suzanne, présentée, le 26 septembre 1578, par Nicolas de la Farelle, Sr de la Blaquière.

Ponsard Jean. Contemporain du précédent, il n'a guère plus vécu. Marié à Marguerite Boudette, veuve de Guiraud, il fut, en 1581, élu ancien pour le quartier de Corcomaires, et mourut quelques années après, puisqu'en 1587 ses hoirs figurent sur la liste des personnes chargées de nourrir un « pouvre ». Sa veuve continua à tenir boutique ouverte et se plaignit au Consistoire des injures et propos que David Guiraud, son fils du premier lit, aurait tenus contre elle. Elle lui reproche même d'avoir battu, « en sa présance et heure de nuict, son serviteur, aux fins de lui faire fermer sa botique ». David Guiraud, alors apothicaire (8 mars 1589), « dict que véritablement pour certains propos que ledict serviteur auroyt tenus contre luy, il luy auroit jesté un pot de clistère; et, au surplus, il a toujours révéré et honoré sa mère, comme il désire faire ».

Ponsard Etienne. Fils de Jean, il embrassa la profession paternelle, mais n'y prospéra point. Le compoix de 1592 se tait sur ses biens ; le cannage de 1596 nous apprend qu'il possédait un *cazal* au faubourg des Prêcheurs (*Arch. mun.*,

QQ. 18, fol. 86). D'après les archives du Consistoire (18 octobre 1595), il était beau-fils de J. Faucher, et mérita la censure pour avoir vendu du fard pour les femmes. Il mourut sans postérité, le 26 avril 1601.

Rousset Christophe. Il assista, le 28 juin 1574, à la première réunion des apothicaires, et épousa Catherine de Viret, fille ou nièce du célèbre ministre de ce nom. Il en eut : 1° Pierre, présenté au baptême, le 18 octobre 1575, par Me Pierre Accaurrat, docteur en médecine ; 2e Antoine, présenté, le 21 avril 1580, par A. Miremand, docteur et conseiller. Suivant toute vraisemblance, Rousset mourut peu après la naissance de ce dernier enfant.

Sabolis Pierre. Le nom patronymique est écrit tantôt Saboly, tantôt Saboulie. L'orthographe que j'adopte est celle de la signature apposée au bas de la Congrégation de 1574 ; mais la forme Saboly me paraît préférable, en ce qu'elle a été fixée au siècle suivant par l'auteur populaire des *Noëls provençaux*, Nicolas Saboly, originaire du diocèse de Nimes, où il fit toutes ses études de cléricature (1). Pierre était, à cette époque, le membre le plus récemment reçu de la Compagnie. Il mourut jeune. D'après le compoix de 1592, ses hoirs habitaient le quartier des Garrigues et payaient 37 livres de présage et 40 livres de cotisation. Cette famille qui, à l'imitation de son chef, resta attachée à la religion catholique, paraît s'être éteinte au milieu du siècle suivant.

Sanier Jean. On écrit encore Saigner et Sannier. Un Antoine Sannyer (*sic*), recteur du prieuré de Saint-Etienne de Capduel, fut le 24 août 1571, parrain d'un enfant. On ne saurait dire si ce prêtre était parent de l'apothicaire ; mais cela paraît assez probable. Quoi qu'il en soit, Jean était né à Beaucaire de Loys, marchand, et de Madeleine Nicolasse. Il est inscrit sur le compoix cabaliste (PP. 1, p. 98 au verso), à la date du

(1) Cfr. l'article du docteur Laval (*Bulletin archéologique de Vaucluse*, t. I, p. 349) et celui de M. Prosper Falguerolles dans le même recueil, p. 466.

28 février 1559, et avait, à cette époque, épousé Rose de Moléry, fille de Jehan le vieux, et de Catherine Le Pètre. Il en eut, entre autres enfants, Helye, présenté au baptême, le 10 mai 1576, par A. Sabatier, notaire ; 2° Paul, présenté, le 13 février 1579, par Firmin Raspal.

Jean adhéra de bonne heure à la Réforme, et assista avec son beau-père à une réunion du Consistoire qui eut lieu le 29 mars 1562. Le 17 mai 1581, il reçoit dix-huit sols « pour certains médiquements bailhés à certain pauvre ». « Sires Fermilhon (chirurgien), Icard et Sanyer (apothicaires), et le serviteur dudict Fermilhon, se sont présentés pour raison du différent que estoyt entre eux, tant pour raison de coups que injures respectivement profférées. Après ce que ledict Icard a déclaré tenir ledict Fermilhon pour homme de bien, a esté censuré, ensemble tous les autres, et ont esté réconciliés » (6 avril 1606).

Quelque temps avant la mort de son fils Hélye (17 avril 1608), Jean se retira et confia son officine au dernier de ses enfants. Il possédait, rue de l'Espisserie, une maison avec cour et jardin, confrontant du levant Jacques Deyron, du couchant de La Midie, du nord lui-même et Sainte-Eugénie et du midi les hoirs Reynaud (cannage de 1596).

Il mourut le 31 mars 1616.

Selon Guilhaume. Suivant toute vraisemblance, il était simple compagnon, lorsqu'il épousa Marie Mutonne. De cette union naquirent : 1° Alexandre, présenté au baptême, le 28 septembre 1584, par sire Alexandre Dutour ; 2° Anne, présentée, le 25 octobre 1587, par sire Tannequin Pistoris ; 3° Barthélemy (4 août 1589) ; 4° Marie, présentée le 8 mars 1592, par sire Jehan Cabiron ; 5° Jehan (4 avril 1593). Dans le rolle des habitants de divers états qui doivent nourrir un pouure (*sic*) désigné chaque jour (*Arch. mun.* RR. 60), il est, pour l'année, 1587, désigné comme Me apothicaire.

Il mourut le 13 juillet 1622.

Veyrier Pierre. Fils de Bermond, chirurgien, et de Guillemette Symone, il préféra l'apothicairerie à la profession paternelle. Aux biens de ses parents consistant en : 1° une maison « *cum appotheca* » (boutique de barbier), dans la rue de Malestrène; 2° une crote aux Arènes, et quelques lopins de terre, faisant réunis soixante-quinze ares (*Arch. mun.*, QQ. 8, fol. 160), il ajouta une maison, avec « botique en la rue droite qui va de la Tour vers la Maison de Ville, confrontant la maison d'Antoine Giraud, deux rues publiques et la maison de Pierre Valroux ». (QQ. 10, p. 100).

Il paraît avoir exercé sa profession de 1498 à 1544 ; du moins son nom figure à ces deux dates, dans les *Archives municipales*.

II. — Apothicaires du XVIIe siècle.

A raison de la multiplicité des renseignements consignés dans les archives départementales et municipales, nous écririons sans exagération une centaine de pages, s'il nous fallait rapporter tous les détails. Pour abréger, nous nous bornerons à une sommaire et rapide énumération.

Arnassan Jean. Né d'Antoine et de Marguerite Boudette, il fut présenté au baptême, le 8 novembre 1590, par J. Folcher. Il épousa, le 19 novembre 1623, Jeanne, fille à feu siro Isaac des Figuières, de Montpellier, et en eut, le 21 septembre 1624, Marie. Il assista, le 16 novembre 1621, à la réunion du conseil politique (Ménard, t. V. preuves, page 250), et dut mourir pendant la peste de 1640 ; car on n'a pu retrouver son décès dans les mortuaires protestants.

Barbut Claude. Fils de Jean et de Jacqueline Journet, il mourut le 20 juin 1618.

Bartalot Manuel. Il épousa, le 13 novembre 1633, Marie Brunette. Il dut quitter Nimes peu après, car ce nom ne figure plus nulle part.

Bérard Paul. Après avoir travaillé chez Bosc, de Montpellier, et exercé pendant vingt ans à Massillargues, il se fit recevoir, le 29 février 1664. Marié à Isabeau de Verchand, il en eut plusieurs enfants, et notamment Jacques, né le 17 février 1665, et Marguerite, mariée dix ans plus tard à Jean Paul. Il fut *ancien* en 1673, 1674 et 1675. Avec Matthieu

Sarrazin, il accompagna à sa dernière demeure (19 octobre 1678) un de ses frères, qui est qualifié « escuyer », et mourut le 26 février 1681. Trois de ses descendants ont pratiqué la pharmacie au XVIIIe siècle.

Bérard Henri. Lors de son mariage avec Marthe Ollivier, (12 avril 1671), il résidait à Montpellier, mais il avait antérieurement exercé à Nimes, puisqu'il figure quelquefois comme parrain. Il émigra lors de la Révocation de l'Edit de Nantes.

Bole Jean. Il mourut le 24 février 1654. (*Mortuaire de Saint-Castor*).

Bonzon Aimé. Plus favorisé que le précédent, il jouit de son titre pendant un demi-siècle. Marié tour à tour à Marie Arnaude et à Suzanne de Caire, il eut des enfants de l'une et de l'autre femme. Il fut consul en 1658 et 1685. Il mourut à l'âge de quatre-vingts ans, et fut enterré le 12 septembre 1706, dans la chapelle de l'Hôtel-Dieu. (Voir, pour ses biens, *Arch. mun.*, QQ. 24, fol. 65).

Bonzon Pierre-Léon. Fils ainé du précédent, il mourut le 7 février 1684, âgé seulement de vingt-huit ans. Son collègue et ami Raymond Gontier assista à son enterrement.

Borelly Jacques. Fils de Nicolas, dont il a été parlé plus haut, « dezirant aller par païs travallher de son estat », il demanda (26 février 1614) « une attestatoire comme il fait profession de la religion refformée, communique aus saincts sacrements, et n'a jamais donné aubcung escandalle à l'eglize ». De retour de ce voyage, il s'établit et épousa en premières noces Marguerite Roussilhonne (27 janvier 1621), et en secondes, Isabeau Soulière (28 novembre 1630). Il était, cette même année, membre du Conseil politique.

Le 11 janvier 1631, de concert avec Guiraud et Félix, il supplia le Consistoire d'accorder un banc pour le corps des apothicaires, « attendu que le plus souvent ils sont obligés de sortir des assemblées et sainctes prédications, pour visiter les malades ». Il fut fait droit à cette demande, et à l'avenir, les apothicaires eurent douze à treize places réservées sur la « Gallerie du costé de MM. les Consuls ».

En 1632, Jacques habitait le quartier des Garrigues et payait vingt-cinq livres de présage.

Il mourut le 18 février 1663.

Bruguier Roustan. Le 23 décembre 1668, il épousa Marguerite Rigoulette. Il exerçait encore en 1709.

Colomb François. Accusé par devant le Consistoire d'avoir rendu enceinte sa servante, il nie le fait (6 janv. 1627) et épouse, un mois après, Suzanne de Bérard, dont il eut plusieurs enfants.

Combes Paul. Marié, le 9 février 1636, à Catherine Folchier, il en eut de nombreux enfants. Jean devint ministre à Saint-Jean-de-Gardonnenque, Jacques fut ministre à Valleraugue, et enfin Claude succéda à son père.

Paul mourut le 25 janvier 1664.

Combes Claude. Il épousa, le 4 août 1673, Marguerite Auzasse en présence de son collègue, P. Bérard. De cette union naquirent : Catherine (octobre 1676), Jean (27 février 1678), Jacques (4 septembre 1680).

En 1709, Combes était doyen de la Compagnie. (Voir, pour ses biens venus par héritage, QQ. 22, fol. 97).

En dépit de l'exiguité de sa fortune, Claude était très-considéré, non-seulement de ses collègues, mais encore des magistrats, qui le désignèrent plusieurs fois pour arbitre. Ainsi, en 1693, il est nommé avec R. Bruguier, par Demissol, viguier, pour taxer un compte litigieux. Le 22 avril 1698, il est choisi par Deydier, viguier de Bellegarde, pour régler, à l'amiable un compte qu'il devait à Selon, M[e] apothicaire de Beaucaire.

Constan Jean. Le 1er mai 1628 il fait enterrer un enfant à Saint-Castor.

Cotelier François. Censuré, le 23 octobre 1613, par le Consistoire, pour avoir fabriqué des cierges, il est suspendu des sacrements pour avoir rendu enceinte sa servante (26 janvier 1628). Il meurt en août 1630, laissant aux pauvres quinze livres douze sols.

Dalbiac David. A s'en référer aux pièces concernant sa

réception, il était médiocrement instruit. Son examen, commencé le 31 juin 1617, en présence des docteurs P. de Veyras et J. Pistorius, se termina seulement le 13 mai 1620, et encore il fallut que l'indulgence de la Compagnie oubliât les défaillances du candidat.

En 1632, il habitait le quartier des Garrigues et figurait pour vingt-cinq livres sur le livre des présages.

Marié à Jeanne de Capdur, le 16 mai 1632, il en eut des enfants et mourut le 17 août 1653.

De Cray Samuel. Fils de Guillaume, dont il a été parlé au XVIe siècle, il épousa Madeleine de Caffarel et en eut, le 9 janvier 1619, Jean, présenté au baptême par J. de Cray, ministre de la Parole de Dieu ; Paul, présenté le 5 avril 1622 ; Jacques, présenté le 3 novembre 1631.

Samuel habitait rue de la Lombarderie (*Arch. mun.*, QQ. 26), et était le plus riche apothicaire de son temps.

De Cray Paul. Fils du précédent, il épousa, le 28 février 1648, Claude de Borelly, et en eut, le 29 octobre 1651, Jean, présenté au baptême par son oncle J. de Cray, docteur en médecine, et Isabeau de Soulier, sa grand'mère maternelle

Paul mourut le 30 septembre 1659.

De Monte Pierre. Le 17 janvier 1625, il est parrain de Pierre, fils de J. Bastit et d'Isabeau de Monte.

Desorière Jean. Il épousa, le 24 octobre 1641, Anne Paul, qu'il perdit le 14 août 1680. Il n'en eut pas d'enfants, mais, en compensation, il parvint à la fortune. Il avait trois maisons : une au devant du Puits de la Grand-Table, une autre faisant coin à la rue de la Peyremoulhade et à la rue Orbe, et une dernière au faubourg des Prêcheurs (*Arch. mun.*, QQ. 22, fol. 237). Il mourut vers 1698.

Deyron Elie. Né le 28 mars 1608, de Jacques, avocat, et d'Anne de Davin, il épousa, le 30 septembre 1647, Marthe de Possac. Il décéda le 6 décembre 1650, laissant un fils Paul, qui mourut en bas âge (16 octobre 1652).

Donzel Henri. Il épousa, le 22 mai 1678, Mlle Jeanne Simonne, d'Aiguesmortes. Il ne paraît pas en avoir eu d'enfant. Lors de la révocation de l'Edit de Nantes, il passa à l'étranger.

DUPUY Claude. Il épousa, en premières noces, Marie Roux, qu'il perdit le 23 mars 1623, et en secondes noces (26 juin 1625), Jeanne Richarde. Il habitait le quartier du Prat et payait dix livres de présage.

Il fut ancien en 1628 et 1629, et mourut le 24 mars 1641. Pour montrer comment les mortuaires étaient tenus à cette époque, nous relèverons que cet apothicaire figure parmi les décès du 22 octobre 1639.

FARIE Etienne. Originaire de Vergèze, il épousa, le 23 avril 1662, Suzanne Valladière, dont il eut une dizaine d'enfants. Il a peu fait parler de lui et mourut à la fin du siècle.

FAUCHER Samuel. Fils de Jacques, dont il a été parlé plus haut, il épousa Madeleine Féronne. Très-considéré dans sa profession, il fut tour à tour *ancien* (1609) et consul. Il mourut le 3 novembre 1617, alors qu'il était en possession de la dernière charge. Sa femme qui, en 1602, avait été chargée de visiter les pauvres de l'hôpital, lui survécut jusqu'au 15 octobre 1647. Elle habitait la Bocarié et payait, en 1632, vingt livres de présage.

FAVIÈRE Fulcrand. Après avoir fait son apprentissage à Nimes, il alla se fixer à Paris et s'y fiança, le 23 août 1761, avec Mlle Angélique de Lafitte. C'est un des rares émigrants de la profession, et c'est, en tous cas, le seul qui ait été séduit par les splendeurs de la capitale.

FÉLIX Timothée. Né, le 11 avril 1605, de Jehan et de Marie de Moléry, il s'établit, en 1633, au quartier de la Bocarié (rue de l'Horloge) et payait, à cette époque, trois livres de présage, c'est-à-dire le minimum. Il épousa, le 27 avril 1651, Judith Bouschette, et en eut Estienne (21 mars 1652), Catherine (31 août 1653). Les archives du Consistoire nous apprennent qu'il aimait la danse et qu'il fut, le 14 juillet 1637, censuré pour ce fait. Il mourut le 6 novembre 1663.

FERMILHON Pierre. Né de Pierre, chirurgien, et d'Isabelle Gaudin, il préféra l'apothicairerie à la profession paternelle.

Le 15 septembre 1641, il épousa Marguerite Bonissel et en eut plusieurs enfants, notamment David, qui mourut garçon chirurgien.

FORMENT Pierre. Le 26 juin 1626, S. Petit bénit son mariage avec Louise d'Ursy. Il en eut Isaac, le 14 mars 1627, et perdit sa femme le 19 septembre de l'année suivante. Forment habitait le quartier des Garrigues et était mort pendant la peste de 1630 : on n'a du moins pu retrouver son décès.

GENOYER Pierre. Il épousa, le 20 décembre 1654, Marie d'Yvernat, du lieu d'Aimargues. Le 23 juin 1660, il en a Samuel, présenté au baptême par S. Guiraud et Sara d'Yvernat.

GEORGET Antoine-Accurse. Il épousa en premières noces Marguerite Boyer, qui mourut le 1er janvier 1706, et en secondes noces Anne Granière. Il eut de l'une et de l'autre femme plusieurs enfants, et mourut à l'âge de soixante-cinq ans. Il fut enterré, le 6 juin 1718, à l'église Sainte-Eugénie.

Georget avait été consul pendant l'année 1696.

GOUBIN Marcelin. Epoux de Catherine Verlette, il en eut entre autres enfants Guillaume qui, né le 21 décembre 1619, fut présenté au baptême par G. Deribes et Mlle Sibille de Velay.

En 1632, il habitait la Bocarié, et payait huit livres de présage.

Il mourut le 21 mars 1657.

GOUBIN Guillaume. Fils du précédent, il épousa, le 22 mars 1649, Catherine Arnaude, et en eut sept à huit enfants. Un de de ses frères exerçait la chirurgie à Nimes, à la même époque.

Il mourut le 14 juillet 1678, laissant un avoir modeste, une salmée de terre et deux éminées de vigne (*Arch. mun.*, QQ. 38, fol. 203).

GOUBIN Marcelin. Fils du précédent, il fut apothicaire des pauvres du Consistoire, de 1678 à 1685. Le 16 février 1682, il épousa, à Vergèze, Dauphine Rebuffade. Il mourut jeune, puisque, dix ans plus tard, sa boutique était tenue par sa veuve. Anne, son dernier enfant, fut baptisée le 24 juillet 1691.

GUIRAUD David. Orphelin de bonne heure, il dut au mari de

sa mère, J. Ponsard, son instruction professionnelle, et, peu après la mort de son beau-père, il fut en état de tenir une officine. Marié à Jeanne Faucher, il en eut :

1° Marguerite, 11 juin 1593, présentée au baptême par Jacques Faucher ;

2° Madeleine, 22 juin 1595, présentée au baptême par Guilhaume de Cray et Madeleine Alizot ;

3° Loyse, 30 janvier 1601, présenté au baptême par Est. Ponsard et L. Fauchère ;

4° Marie, 17 février 1603, présentée au baptême par Jacques Bonhomme et Marie de Passeboys ;

5° Samuel, 24 janvier 1607, présenté au baptême par S. Faucher et Marthe Carreyronne ;

6° Claude, 20 janvier 1612, présenté au baptême par C. Astier, lieutenant, et Anne de Boileau, femme de M. de Monteils.

David paraît avoir eu de la fortune et avoir joui d'une grande considération. Il est consul en 1604 et ancien du Consistoire en 1602, 1603, 1613 et 1614.

Malgré les années, il conserva une vivacité juvénile, témoin le fait suivant, extrait d'une séance du Consistoire (31 août 1606). « Accuzé de palhardize avec une sienne servante qui est d'Uzès », il ne se contente pas de nier le fait, mais il accuse à son tour, et use de « plusieurs parolles piquantes et yrreverantes contre cette compagnie et taxant l'honneur d'icelle ». Censuré et privé des sacrements, il rentre en grâce plus tard ; car, vu « sa négative, a esté conclud que ladite accuzation sera remise sur sa consiance ».

Entre autres biens, David possédait le *logis de la Pomme-d'Or* (*Arch. mun.*, QQ. 21).

Il perdit sa femme le 30 décembre 1619, et rendit son âme à Dieu le 1er mai 1620.

GUIRAUD Samuel. Fils du précédent, il épousa, le 28 novembre 1630, Suzanne Genoyère. Il en eut :

1° Daniel, baptisé le 2 avril 1633 ;

2° Suzanne, baptisée le 22 février 1635 ;

3° Claudine, baptisée le 4 décembre 1636 ;

4° Secondine, baptisée le 3 mai 1638 ;

5° Samuel, baptisé le 23 février 1640.

Ayant perdu sa femme pendant la peste de 1640, il se consacra tout entier à ses enfants ; mais, ayant eu le malheur de voir succomber ses deux fils, il se remaria, le 3 avril 1655, à Sarah Galharde et en eut :

1° Pierre, baptisé le 25 novembre 1656 ;

2° Marguerite, baptisée le 7 août 1658 ;

3° Jacques, baptisé le 20 novembre 1659 ;

4° Louis, baptisé le 6 septembre 1662 ;

5° Claude, baptisé le 2 août 1664 ;

6° Anne, baptisée le 18 octobre 1667.

Samuel était un homme charitable, et plein de ferveur pour la religion reformée. Nommé ancien en 1644, 1645, 1646, il ne se contenta pas de donner ses conseils ; il n'hésita pas à contribuer de sa bourse aux fondations charitables. Lors de la création, en 1655, de l'hôpital protestant (Borrel, *Hist. de l'Eglise réformée de Nimes,* 1856, p. 223), il se chargea de fournir à tous les malades, pendant l'espace de quatre années, tous les remèdes prescrits par le médecin, pour la somme de 150 livres par an. Mais au lieu de garder cet argent pour lui-même, il s'engagea à rembourser au bout de quatre ans, la somme de 600 livres qu'il aurait reçue, et à y ajouter encore 100 livres de sa poche, à condition d'employer la somme totale à l'achat d'un fonds de terre, au profit de l'hôpital. Il ajouta cependant deux clauses : l'une, que, s'il venait à décéder avant cette époque, sa veuve et son successeur seraient libres de continuer ou de cesser ce service gratuit ; l'autre, que si, dans le courant de ces quatre années, il survenait une épidémie de peste, il suspendrait lui-même sa fourniture ordinaire, pendant la durée de la contagion, pour la reprendre quand elle aurait cessé.

Enfin, le 2 janvier 1669, Guiraud offre au Consistoire la somme de 300 livres, pour être autorisé à construire un tombeau, tant pour lui que pour sa famille. Vu sa piété et sa charité, on défère à son désir, et on lui concède à perpétuité, dans le cimetière de la Couronne, près le tombeau de M. de Saint-Chapte, une place de quatorze pans de long et dix de large. C'est sans doute en cet endroit qu'avait dû être placée la pierre tumulaire dont notre confrère, M. A. Michel, a rétabli l'inscription (1).

(1) *Mémoires de l'Académie de Nimes*, 1879, p. 172.

Cet apothicaire n'a pas toujours fait un emploi aussi heureux de sa fortune. Lui aussi a quelque peu cédé aux travers du siècle, et fréquenté plus que de raison les suppôts de la chicane. S'il a été justement loué d'avoir combattu les tendances de la majorité, il doit à son tour être blamé de ne point s'être arrêté à temps dans cette voie déplorable. Tout lui sert de prétexte pour entrer en lutte ; il s'associe à toutes les oppositions, et même au besoin, alors qu'il est seul de son opinion, il n'hésite pas à la soutenir envers et contre tous.

C'est surtout Martinet qu'il poursuit plus particulièrement. Il s'empare du compte de recettes et dépenses remis par ce syndic à sa sortie de charge (1662-1664), et l'épluche avec une minutie telle qu'il trouve à redire à 152 articles sur 160. De là un volumineux mémoire intitulé : « *Impugnations de Samuel Guiraud* ».

On ignore le dénouement de cette nouvelle lutte, mais on est heureux de dire qu'elle fut la dernière ; avec les années, le calme était à la fin venu.

Guiraud mourut le 18 décembre 1681, âgé de soixante-quinze ans.

Guiraud Daniel. Fils du précédent, il avait reçu une excellente éducation, et avait dédié ses thèses de maistrise ès arts au Collège de médecine, qui, dans sa séance du 22 mai 1650, chargea ses syndics de le remercier. Son oncle, Claude Guiraud, dont Ménard a célébré les mérites comme physicien, en avait fait son élève de prédilection. Bref, il donnait de belles espérances, lorsqu'une maladie aigüe l'emporta en quelques jours (1er janvier 1655).

Icard Paul. Marié à Suzanne Vernière, il en eut, entre autres enfants, Suzanne, présentée au baptême, le 7 juin 1611, par P. Veyras, docteur en médecine ; Anne, morte le 8 mars 1617 ; Théodore, né le 18 décembre 1620. Il habitait le quartier du Prat, et payait, en 1632, vingt livres de cotisation.

Icard Antoine. Fils du précédent, il épousa Jeanne Fagette, le 27 juin 1643.

Icard Jacques. Il mourut le 18 mars 1687, âgé de 85 ans.

Lafont Jean. Il mourut le 20 avril 1629.

LALIAUD Antoine. Il épousa, le 9 octobre 1626, Marguerite de Carbonnel.

LALIAUD Jean. Il épousa, le 19 décembre 1630, Marguerite Charrotte, de la ville d'Orange.

LEBLANC Pierre. Originaire des Vans, il épousa, le 21 octobre 1628, Barthelemine Bournette. Il quitta peu après la ville, car il ne figure pas sur le livre des présages de 1632.

MARTIN. A la suite de la mort de sa femme Madeleine Maurin (14 septembre 1622), il paraît avoir quitté Nimes.

MARTIN Jean. Figure, le 30 juin 1628, dans le mortuaire de Saint-Castor, à l'occasion du décès d'un de ses enfants.

MARTIN Charles. Il est témoin, le 14 juillet 1664, d'un mariage à Saint-Castor.

MARTINET Louis. Epoux d'Antoinette Sabolis, il en eut Jean, qui fut baptisé le 8 septembre 1643 ; Louis, qui fut tenu, le 21 mars 1647, par sire Guilhaume Sabolis et Catherine Brun ; Catherine, qui épousa J. Fabre, greffier, etc., etc. Désigné en 1649, pour faire le service des pestiférés, il se montra à la hauteur de son mandat, et en fut récompensé, l'année suivante, par son élection au consulat.

Nommé par ses confrères syndic de la communauté, il s'acquitta avec zèle de ces fonctions ; mais il s'attira par son ardeur de nombreux ennemis. Au premier rang, parmi ceux-ci, il convient de signaler S. Guiraud. Non content d'opposer son veto à une poursuite engagée contre certains marchands, qui ont fabriqué du sirop de kermès, il l'accuse encore de malversation et de s'être approprié les deniers de la communauté. Hâtons-nous de le dire, c'était là une pure calomnie, dont le Conseil politique vengea Martinet, en le nommant, en 1669, consul pour la seconde fois.

Martinet ne se contenta point de cette réparation. Outré de la conduite de quelques-uns de ses confrères, qui, après l'avoir encouragé dans sa résistance, lui tournaient maintenant le dos, il les fit poursuivre par son gendre, en restitution d'une somme qu'il avait prêtée par un intermédiaire à la communauté. Cette dette, qui remontait au 19 mars 1657, ne fut pas facile à payer, tant les apothicaires de l'époque étaient généralement peu fortunés. Il fallut saisies sur saisies, et encore, au bout d'une dizaine d'années, tout n'était pas rentré.

Martinet décéda le 28 juin 1684, à l'âge de soixante-dix ans.

MITIER Jean. Fils de Barthélemy, maître chirurgien, il fut reçu apothicaire en 1656. Sa réception donna lieu à un procès, dont nous avons raconté la solution. Il épousa en premières noces Madeleine Richard, qu'il perdit le 23 avril 1674, et en secondes noces Françoise de Saint-Aubin, qui lui survécut. A la suite de cette union, il abandonna l'apothicairerie et se fit recevoir médecin. Il mourut le 8 octobre 1689, âgé de cinquante-cinq ans.

Dans l'une et l'autre profession, Mitier n'avait point fait fortune ; il laissait seulement une olivette de six éminées et une salmée de vigne (*Arch. mun.*, QQ. 22, fol. 40).

MONNIER Jacques. Fils de Jean et de Madeleine Vernette, il épousa, le 2 février 1664, à Saint-Castor, Madeleine Saboly, fille de Jean et de Catherine Lauprant. D'après le compoix (*Arch. mun.*, QQ. 22), qui donne le détail de ses propriétés, il alla exercer à Bernis. C'est là sans doute où il mourut.

MOYNIER Gabriel. Après avoir tenu, en qualité de compagnon, l'officine de la veuve de Me Ravanel, il se fit recevoir maître, et épousa, le 20 septembre 1631, la fille aînée de son ancien patron. Il habitait le quartier du Prat et payait, en 1632 dix livres de cotisation.

Son exercice fut de très-courte durée ; car, le 27 janvier 1635, il était conduit à sa dernière demeure.

NOGUIER Jean. Il épousa, le 26 mai 1629, Claude Thomasse, et paraît avoir exercé à Anduze.

OLIVIER Pierre. Natif du lieu de Gatigues, où il possédait quelques propriétés, il fit son apprentissage chez Arnassan, et, après avoir épousé Jeanne de Massip, le 27 novembre 1633, alla ensuite pratiquer son art à Uzès. Sur les instances de sa femme, il revint à Nimes et se fit recevoir, le 14 août 1641. Il maria sa fille Jeanne à Pierre Clerc, « escuyer », perdit sa femme le 15 février 1773, et vécut jusqu'en 1698.

RAME François-Joseph. Originaire du lieu d'Aubignan, dans le Comtat-Venaissin, il habitait Nimes depuis plusieurs années, lorsqu'il épousa, le 21 septembre 1675, Louise, fille d'André Laussel, notaire au présidial. Rame fut très-considéré. Il fut consul en 1699 et en 1708, et mourut quelques années après, laissant un fils qui lui succéda dans son officine.

RAVANEL Matthieu. Il fit son apprentissage chez T. Pistoris, et même s'y conduisit assez mal, puisqu'il est accusé, le 10 juin 1609, d'avoir rendu enceinte une servante. Après avoir fait réparation de sa faute au Consistoire, il fut admis six mois plus tard aux sacrements et épousa Marguerite Brianne.

De cette union naquirent : 1° Marie, présentée au baptême, le 13 septembre 1611, par François Ravanel et Astruque de Saliens ; 2° Catherine (20 décembre 1613), présentée par Mougin Brian et Catherine de Ravanel ; 3° Salomon (12 novembre 1615), présenté par S. Rossel, conseiller du Roy, et D^{lle} la viguière d'Albenas ; 4° Jacques (15 décembre 1617), présenté par Roman Audifret et Diane de Martin ; 5° Isabeau ; 6° Madeleine (21 décembre 1621), présentée par Pierre Ravanel et Alix Alègre.

Matthieu décéda le 24 août 1622.

RAVANEL Pierre. Etait-il frère ou cousin du précédent ? étaient-ils l'un et l'autre parents du pasteur Pierre Ravanel, qui a écrit de nombreux ouvrages de théologie ? Nous ne saurions l'affirmer, mais c'est vraisemblable, car le théologien était, comme eux, originaire de Blauzac. L'apothicaire épousa, le 8 mars 1620, Catherine Valade, fille à sire Jean Valat, de Nimes.

RAZOUX Pierre. Né à Bernis vers 1656, il fit son apprentissage à Nimes et s'y établit vers 1680. Son officine se trouvait dans la rue Saint-Castor, à l'angle de la rue Arc-du-Gras.

De son mariage avec Louise Prades il eut : 1° Pierre (20 septembre 1684) ; 2° Jacques (30 mars 1686), qui prit ses lettres de docteur à Orange ; 3° Simon (1687), qui succéda à son père ; 4° Marguerite, qui épousa P. Pélegrin, changeur du Roy ; 5° Louis (11 mai 1689), tenu par L. Fabre, conseiller au présidial, et Mlle Françoise de Forton, etc., etc.

Si Razoux ne parvint point à l'aisance, il acquit du moins l'estime de ses concitoyens. Il fut consul en 1689, et mourut le 25 mai 1746, à l'âge de quatre-vingt-dix ans.

Un de ses fils et un de ses petits-fils exercent la pharmacie au XVIIIe siècle.

REYNAUD Pierre. Après avoir fait son apprentissage à Nimes, il épousa, le 14 janvier 1645, Madeleine Bastide, de Clarensac, et alla s'établir au pays de sa femme.

RIGAUD Pierre. Originaire de Calvisson, il épousa, le 8 février 1671, Anne Bérarde, et paraît avoir exercé dans son pays natal.

RIVALIER Olivier. Le 28 février 1612 il est appelé au Consistoire pour avoir permis « le jeu de cartes et de dez dans sa botique ; il est exorté de ne permettre à l'advenir aulcung jeu dans sa botique ». Comme il ne tient point sa promesse, « il est, un mois après, privé de la Cène ». A la date du 25 février 1634, « charge est donnée à MM. de Galian et Brun de parler à M. le Garde-seau de tascher, par tous moyens possibles et convenables, d'accorder le sire Rivalier du procès criminel qu'il a avec le sieur Colomb, appoticaire ».

Marié à Jeanne Boissière, il en a : 1° David, présenté, le 31 décembre 1613, par D. Guiraud, M[e] apothicaire, et Sarah Boissière ; 2° Jean, né le 28 mai 1615 ; 3° Michel (15 octobre 1616) ; 4° Bernardine (4 mars 1621), etc.

Pendant la peste de 1630, Olivier fut chargé de la visite des viandes et poissons. Il mourut le 31 septembre 1639. Son officine occupait, dans la rue des Prêcheurs, la maison qu'avait habitée, à la fin du XVe siècle, J. Hospitaléry, chirurgien barbier.

RIVALIER Jean. Fils du précédent, il épousa, le 25 août 1641, Suzanne de Fontfroide, et en eut : 1° Jeanne (25 décembre 1642), présentée par Tristan Fontfroide, son aïeul maternel, et J. de Boissier, son aïeule paternelle ; 2° Pierre, qui se fit recevoir docteur à Montpellier ; 3° Samuel (28 octobre 1646), présenté par S. Guiraud, M[e] apothicaire, et Catherine de Christol, femme de Tristan de Fontfroide, écuyer ; 4° Marie (4 mai 1650) ; 5° Jean (10 juillet 1655), etc., etc.

Jehan fut ancien du Consistoire de 1651 à 1653, et mourut le 11 mai 1662 à l'âge de quarante-sept ans.

Sanier Paul. Fils de Jean (p. 146), il fut reçu maître de bonne heure, et se trouvait à la tête de l'officine paternelle, lorsqu'il épousa Madeleine de Surrian. Il en eut : 1° Secondine, née le 25 février 1608 ; 2° Jacques, né le 14 octobre 1609.

Paul paraît avoir été estimé par ses collègues et ses concitoyens. Non-seulement il fut, à deux reprises, appelé à diriger l'apothicairerie de l'Hôtel-Dieu, mais encore il fit partie du Conseil politique, et obtint, en 1627, les honneurs du Consulat.

Malgré ses qualités réelles et sa gravité professionnelle, il avait un faible : il aimait passionnément la danse et les travestissements. C'est, du moins, ce que nous révèlent les archives du Consistoire. Ce tribunal rigide et scrupuleux l'admonesta, le 4 avril 1608, pour s'être masqué et avoir dansé dans cet accoutrement, et le censura, le 15 février 1617, « pour avoir dansé en mascarade au caramantrant dernier » (mardi gras). Malgré cette censure, il y a récidive l'année suivante. « Les sires Claude Mercier, marchant, et Sannyer, » appoticaire, appelés pour s'estre masqués et dansé certaine » farce en deux maisons, à l'escandale de l'église. Eulx ouys, » l'ont confessé et declairé estre repentans, ayant donné » gloire à Dieu de leur faute.

» Ouy aussi le sire Baudinel, qui a dit que, suivant la » charge qu'il eust, adverty les susdicts de se presanter » devant l'ung des pasteurs, assavoir Me Chambrun, que » néantmoings n'auroyent point obéy, du moings qu'il sache.

» Là dessus, les dicts Sannyer et Mercier ont accordé avoir » esté appelés, mais aussy ils se présantèrent, mais n'au» royent point parlé au sieur Chambrun, qu'ils ne trouvèrent » point.

» Veu et recerché l'acte de ce registre, du 15 février 1617, » contenant combination qu'en cas ils retumberoyent au » mesme faulte qu'ils estoyent defférés ou semblable, comme » celle qu'ils ont appelée, seroyent suspendus privément, et

» qu'ils promirent ny retourner plus, à laquelle promesse ils » ont contrevenu.

» La Compagnie, jugeant l'affaire, les a suspendus privé-« ment des Saints-Sacrements. (Mercredy, 22 mars 1618) ».

On ignore quelle fut la conduite de son compagnon de plaisir; quant à celle de Sannier, elle fut irréprochable; et, par un singulier retour de choses, le ci-devant coupable, devenu juge à son tour, fut appelé à connaître de causes semblables. Il fut, en effet, nommé *ancien* du Consistoire en 1622, et réélu en 1623 et 1624.

Il mourut durant la peste de 1629, dans sa cinquante et unième année.

Sanier Jacques. Orphelin à l'âge de vingt ans, il se trouvait, d'après les statuts, impropre à remplacer immédiatement son père; mais, grâce à la bienveillance de la Compagnie, il ne fut tenu nul compte de cette prohibition. A quoi, du reste, eût-il servi à celle-ci de se montrer sévère, puisque, en ces temps, l'épouse *relaissée* avait, pendant tout son veuvage, le droit de tenir boutique ouverte. Je ne veux point dire, par cette remarque, que Jacques se montra inférieur à ses collègues — à parler en toute franchise, je n'en sais rien — je me borne simplement à constater que, en cette circonstance comme en beaucoup d'autres, les apothicaires regardèrent leur règlement comme non advenu.

Jacques épousa, le 19 avril 1635, Suzanne de Guiraud. De ce mariage, il eut: 1° Madeleine, née le 26 mars 1636; 2° Anne, née le 26 août 1638; 3° Jacques, né le 10 octobre 1640.

Jacques n'eut pas la satisfaction de voir grandir son fils, car il mourut le 27 août 1647, âgé seulement de trente-huit ans.

Ce fut là le dernier apothicaire de cette famille, et il est vraisemblable que cette mort prématurée n'a pas été étrangère à la détermination du fils. Ainsi que nous l'apprend son acte de mariage (23 août 1669), il se contenta d'être marchand. Au point de vue de l'époque, cette rupture avec les traditions de famille équivalait à une élévation; au point de vue scientifique, c'était incontestablement une réelle déchéance.

Saurin André. D'après sa déposition, faite par devant Claude de Bane, seigneur de Cabiac, le 14 décembre 1621 (Ménard, t. V, *Preuves*, p. 261), il était né à Montfrin, vers 1587, et était venu s'établir à Nimes vers 1615. Suivant toute vraisemblance, il avait acquis à cette époque l'apothicairerie de J. Fabre ; car, sans cette circonstance, il n'eût pas été à même de voir, de la tour de la maison de celui-ci, la démolition de la Cathédrale. Réfugié à Beaucaire à la suite des troubles qui accompagnèrent cet événement, il y épousa Anne Dupuy.

De ce mariage naquirent plusieurs enfants, parmi lesquels nous citerons : 1° Jacques, qui prit, le 14 mai 1650, ses lettres de docteur à Montpellier ; 2° Pierre, qui prit, le 2 juillet 1654, ses lettres de docteur à Avignon ; 3° Abel, tenu au baptême, le 26 octobre 1633, par A. Fabre, chanoine, et Dauphine de Fabre, femme de Louis de Trimond, docteur et avocat, etc.

André prit une part active à l'administration de la cité. Membre du Conseil politique, il fut trois fois consul, en 1633, en 1641 et en 1648.

Il mourut le 15 avril 1657, et fut enterré dans l'ancienne église paroissiale située place Belle-Croix. Sur sa tombe était écrit : « *Andreas Saurin pharmaciæ magister peritissimus pro se et suam posteritatem hoc monumentum posuit anno 1649* (*Arch. mun.*, II. 4).

Troilhon Jacob. Originaire de Saint-Quentin en Dauphiné, il était venu chercher fortune à Nimes. Le 23 décembre 1663, il épousa Sara de Fontfroide, sœur de la veuve J. Rivalier. Il n'en eut pas d'enfant, et mourut le 2 juillet 1667.

Sa veuve, mettant à profit la latitude qui lui était laissée par les statuts, continua à tenir boutique ouverte ; mais, à la longue, lasse de payer un bon compagnon, elle loua, en 1698, son privilège à Charles Bertram, moyennant une rente annuelle de vingt livres. Ce détail réaliste n'est pas relevé sans intention : il prouve que le peuple nimois avait déserté une officine dépourvue, depuis longues années, d'un patron à la hauteur de son mandat professionnel.

III. — Apothicaires du XVIIIe siècle.

Pendant cette période, les apothicaires ont une plus grande somme d'instruction et de connaissances, mais sont loin de grandir en influence et en considération. Au point de vue politique, notamment, ils jouent un moindre rôle et fournissent seulement trois consuls à la cité.

Cette situation n'est pas cependant un signe de décadence ni d'amoindrissement. Les charges consulaires ne se donnent plus; elles sont devenues, entre les mains du pouvoir royal, une source de revenus.

Aguier Jean-Baptiste. Originaire de Saint-Gilles, il fit son apprentissage chez Fr. Gérard et fut reçu maître en 1731. Sur un livre lui ayant appartenu, j'ai trouvé cette indication écrite de sa main, que je reproduis avec son orthographe : « M. César de la Parisière est mort jeudy 15 septembre 1736, à neuf heures du matin, enterré le samedi au cœur (sic) de l'Eglise, au Tombeau des Evesques ». N'ayant pas prospéré à Nimes, il se retira peu après dans son pays natal et y épousa Marie Senilhac, fille d'un docteur en médecine.

Alison Jean. Natif de Nimes, il pratiqua pendant plusieurs années chez Barbut dont il fut le gendre et devint le successeur. Lors de son enquête (3 mai 1780), il fait entendre les docteurs Feyt, Goy et Razoux, et les maîtres en chirurgie Nicolas et Montagnon. En 1789 et 1803, il avait son officine à la place du Marché.

Barbut Raymond. Fils de Pierre et d'Elisabeth Barbut, il fut reçu maître en 1740. De son mariage avec Marie Dumas (20 décembre 1747), il eut Elisabeth (11 décembre 1748), Madeleine (30 mars 1753), Marie (16 décembre), etc., etc.

Il fut de bonne heure le doyen de sa compagnie, et mourut le 31 janvier 1781, agé de soixante-huit ans.

Bérard Paul. Fils d'autre Paul, Mr Apoth., et d'Isabeau Verchand, il fut reçu maître le 21 janvier 1700, par devant Lagarde, médecin royal. Il avait épousé, le 7 février 1688, Flore Bourdic, fille d'un ménager, et en eut, entre autres enfants, une fille, qui fut tenue au baptême le 3 janvier 1696 par Fr. Roure et Isabeau de Paul.

Bérard Paul. Fils du précédent, il épousa, le 29 septembre 1738, Antoinette Gautier, fille d'un marchand. Il en eut Paul (7 fév. 1739), Paul (10 janvier 1740), Jacques (10 novembre 1741), François (24 novembre 1742), etc., etc.

Il mourut le 27 juillet 1764, âgé de soixante-trois ans.

Bérard Paul. Quelques mois après la mort de son père, l'apprenti devint maître, et épousa (7 octobre) Jeanne Aussorgue, fille de Jacques, M[e] tailleur d'habits, et d'Olympe d'Ivernois.

J'ignore si ce fils, petit-fils et arrière-petit-fils de Mes Apothicaires concourut aux progrès de la pharmacie ; mais je sais qu'il fut un bon citoyen, témoin une de ses lettres à Rabaut-Saint-Etienne. Il avait son officine dans la rue des Prêcheurs. Il mourut le 17 novembre 1792.

Bertram Charles. Autant les précédents ont eu une vie calme et régulière, autant celui-ci a eu une existence troublée et orageuse. De là l'obligation d'entrer dans quelques détails.

Né, vers 1639, de François, M[e] apothicaire à Romans, il s'expatria à vingt ans et se fit recevoir apothicaire à Sauve, en 1662, à la suite d'un examen subi par devant Me Abel Pistorius. Après avoir exercé son art à Saint-Hippolyte, il se lassa de ce milieu et vint, vers 1682, s'établir à Nimes en qualité de parfumeur, distillateur et fabricant de liqueurs. Grâce à ses intrigues, il se fit nommer parfumeur du duc de Noailles, commissaire de la province de Languedoc, et adressa, en 1689, une requête, à l'effet d'être autorisé à se servir des fourneaux nécessaires à l'exercice de son art (*Arch. dép. de l'Hérault*, B. 493).

Non content d'être parfumeur, il voulut être apothicaire ; et, en attendant mieux, il acquit la boutique de Desorière, et afferma *sa faculté*. Celui-ci étant venu à mourir, il s'associa avec Ollivier, M[e] apothicaire. La Compagnie, s'autorisant de ses privilèges, fit acte d'opposition ; mais, comme il fut démontré que Bertram ne travaillait qu'en qualité d'associé, un arrêt, du 27 juillet 1695, lui permit l'exercice de la pharmacie dans ces conditions.

A la mort d'Ollivier le procès se ralluma, et, à la suite d'une ordonnance du Sénéchal, en date du 6 juillet 1699, Bertram dut subir les examens exigés en pareille matière. A raison de son grand âge, la Communauté le dispensa de faire les quatre semaines d'usage ; mais, soit qu'il se méfiât de sa capacité, soit qu'il espérât se tirer d'affaire par quelque incident, il répondit à cette gracieuseté par un acte d'huissier, par lequel il faisait sommation au syndic du Corps de lui donner jour et heure pour ses examens. Il se présenta en effet, mais comme l'assistance de deux médecins faisait défaut et qu'il s'était abstenu de les convier, l'examen dut être renvoyé. De là, nouveau procès, nouvelle ordonnance du Sénéchal qui donne droit à la Compagnie. Quant à Bertram, il en appelle au Parlement, et, se faisant fort des lettres de maîtrise qu'il a obtenues, il y a 48 ans, à la baronnie de Sauve, des exercices qu'il a faits, des preuves qu'il a données de son habileté, il demande à être agrégé sans autre formalité, ou bien, au cas où cela fût trouvé nécessaire, d'être examiné par une autre Compagnie que celles de Nîmes et de Montpellier.

Après une foule de productions et de pièces qu'il serait trop long d'énumérer, il obtint gain de cause et mourut âgé de quatre-vingts ans, le 24 mars 1719.

Bertram François-Dominique. De son mariage avec Catherine Dafforty, Charles avait eu plusieurs enfants, parmi lesquels François, qui exerça la profession d'orfèvre. C'est de celui-ci et de Louise Levieux que naquit François Dominique.

Au rebours de son grand-père, il a peu fait parler de lui, et pourtant il était instruit et versé dans la botanique. De son union avec Marianne Monnier, il eut François et Louise.

Il mourut le 29 janvier 1768, à l'âge de soixante-dix ans. Son officine se trouvait dans l'*Ile de Varangles*.

Besse Jean-Baptiste. Il était depuis dix ans apprenti, lorsqu'il se fit recevoir (2 juillet 1790). Suivant toute probabilité, il fut le dernier maître reçu par la communauté ; mais il profita peu de son titre, car à la suite des évènements politiques, il quitta Nimes et se retira à Aurillac, son pays natal.

BLAZIN Vincent. Né à Boucoiran, de Jean et de Jeanne Dardouin, il se fit recevoir en 1739, et épousa, le 24 septembre de la même année, Elisabeth Rigot, fille de Charles, teinturier, et de Françoise-Sara Treillier.

A en juger par une foule d'indices, il fut un des maîtres de l'art, et se montra un syndic actif et vigilant. Il a participé au rapport suivant :

Avis de MM. Antoine Durand, et P.-Is. Deydier, de Nimes, et des sieurs Bertram et Blazin, apothicaires, contenant leur rapport fait en présence de M. l'Intendant, au sujet des eaux de Saint-Jean-de-Seirargues, à la date du 12 septembre 1746. Broch. in-12 de 10 pages.

François Chicoyneau, premier médecin de S. Majesté, lui accorda, en 1750, un brevet et privilège de vendre, à l'exclusion de tous autres, les eaux minérales à Nimes. (*Arch. mun.*, TT. 3).

Il fut consul pour l'année 1766.

Il mourut le 1er novembre 1767, à l'âge de 56 ans, et ne laissa point de postérité.

BLAZIN François. Neveu du précédent, il était ne à Boucoiran, de Louis et de Louise Ginestoux. Il habitait Nimes depuis deux ans, lorsqu'il epousa, le 19 novembre 1766, Marianne Pailhon, native de Cornillon (diocèse d'Uzès). Il en eut Marie-Thérèse, baptisée le 7 mars 1769 ; Louise-Adélaïde (3 juillet 1771), etc., etc.

En 1789, il avait son officine rue de Sauve.

On connaît de lui :

Examen chimique sur le sel marin ou muriate de soude, avec son emploi dans l'économie animale, vétérinaire, et dans le commerce, fait par ordre de l'administration du département du Gard, par Blazin, chimiste. Nismes, imprimerie de Gaude, an II, de 15 p. in-8°.

BOUSCHON Joseph. Né à Saint-Marcel-de-Carreiret, de Jacques et de Marie Alleman, il habitait Nimes depuis deux ans, lorsqu'il se maria à Françoise Fournier (5 juillet 1763). Il en eut : Marie-Magdeleine (1764) ; Jeanne-Françoise ,

(18 août 1766) ; Henriette (10 avril 1771) ; Claude-Joseph, (8 septembre 1773), etc., etc. A raison d'un des actes de son syndicat (1776-1777), il eut un procès avec la Communauté, qu'il gagna.

Il mourut à l'âge de 41 ans, d'une hydropisie, et fut inhumé, le 7 mars 1781, dans le caveau des Pénitents (Cathédrale).

Après sa mort, la gérance de l'officine, qui était rue des Prêcheurs, fut confiée à Bocoyran, qui ajouta un nouveau crédit à cette pharmacie. Elle eût été un assez beau patrimoine pour les deux enfants survivants à leur père et mère, mais il ne leur fut pas donné d'en profiter. Claude-Joseph Bouschon fut une des nombreuses victimes de la *Bagarre* (14 juin 1790). S'étant mis par curiosité à la fenêtre du second étage de la maison, il fut frappé d'une balle à la tête, et succomba à l'âge de seize ans. Sa sœur fut mariée, et la pharmacie fut vendue au gérant.

CARME Joseph. Fils d'autre Joseph, marchand, et de Louise Castillon, il naquit à Uzès. Après avoir fait son apprentissage à l'*Hôtel-Dieu* de notre ville, il se fit recevoir en 1759, et épousa la même année (18 octobre) Marie fille de Jacques Massip et de Jeanne Boisset. Il en eut, entre autres enfants, Jeanne-Augustine, (20 mars 1766) ; Elisabeth-Adelaïde, (1767) ; Marie (26 août 1771).

Il mourut âgé de 45 ans, et fut inhumé, le 2 septembre 1776, dans l'église des Capucins.

Un de ses fils embrassa la profession et avait, en 1803, son officine près le Cours-Neuf.

CASTAN Pierre. Originaire de Sommières, il fut reçu maître en 1770. Marié à une demoiselle de Genève, il finit par céder aux sollicitations de sa femme, et, après avoir vendu son officine, qui était rue du Marché (rue Saint-Antoine), à J.-B. Fournier, alla s'établir dans la ville natale de sa femme. D'après un manuscrit, Castan avait succédé à Joseph Carme.

CAUVIN Barthélemy. Fils de Mathieu, M[e] chirurgien de Saint-Gilles, il produisit en 1740, lors de son enquête, des certificats de Jacques Marcot, de Pierre Pons, et de L. Senilhac, médecins à Saint-Gilles.

Il mourut à l'âge de 62 ans, et fut inhumé, le 20 avril 1781, dans le caveau des Pénitents.

Combes Jean. Né le 24 février 1678, de Claude, M^e apothicaire, et de Marguerite Auzasse, il épousa, le 9 avril 1711, Gabrielle Martin, qu'il perdit onze ans après (4 janv. 1722). Il ne paraît pas avoir eu des enfants ; ce qu'il y a de positif, c'est qu'à sa mort, advenue le 11 mars 1749, il fut enterré à la requête de ses cousins.

Eyroux Jean. Après avoir exercé quelque temps à Marguerittes, il se fit recevoir à Nimes (1725). Il ne semble pas y avoir prospéré. Ce qu'il y a de certain, c'est qu'il n'y est point mort.

Fabre Louis. Né à Uzès, d'Etienne et de Madeleine Allard, il épousa, le 25 septembre 1769, Marie, fille d'Antoine-Honoré Georget, M^e apothicaire, et de Madeleine Mitier. Il en eut, entre autres enfants, Etienne (26 septembre 1770).

Il avait, en 1789, son officine rue de la Fleur-de-lys ; mais, en 1803, il l'avait transportée derrière la *nouvelle salle des spectacles*.

Fournier Jean-Baptiste. Né le 6 janvier 1757, il était le seizième et dernier enfant de Louis Fournier, propriétaire, et de Madeleine Gas. A s'en référer à une curieuse autobiographie, qu'il a léguée à ses enfants, et à laquelle nous emprunterons quelques anecdotes, son éducation première fut assez négligée, et sa vocation assez lente à se dessiner. Après bien des tâtonnements, distingué par un de ses beaux-frères, Bouschon, il devint son apprenti, et s'attacha à l'art pharmaceutique. Pendant deux ans, il s'appliqua à accroître son instruction, puis il alla à Montpellier, et se plaça dans une officine très-occupée. Mais laissons-lui la parole : « Six mois après, on me proposa une place à Marseille, que j'acceptai dans l'espoir qu'en changeant de pays et de pharmacie, mon instruction y gagnerait.

» Je fus trompé dans mes espérances.

» Le patron que je rencontrai dans cette ville maritime était peu savant, et ne débitait guère qu'une poudre pour tuer les rats. La quantité de paquets qu'il en vendait faisait ma principale occupation. Découragé d'employer si mal mon temps, j'eus le désir d'aller à Paris, où se trouvaient tous les moyens de s'instruire. Je ne manquai pas de consulter mes parents, qui me représentèrent que s'il y avait beaucoup de moyens d'apprendre à la capitale, il y en avait encore plus pour se perdre, surtout à l'âge de dix-sept ans, où l'on a plus de hardiesse que de raison. Je persévérai dans ma supplique, et mon père finit par céder, à condition que je ferais la route à pied. Il pensait que cette proposition me découragerait et me ferait rester plus longtemps où j'étais ; point du tout, je fis le brave, et profitant de la rencontre d'un jeune homme attaché à l'administration des ponts et chaussées, je fis ce voyage en *promenant*. Nos bagages furent mis sur une même voiture qui nous précéda de quelques jours, et nous en mîmes quinze pour arriver à la capitale sans être fatigués, car après douze jours de marche, nous prîmes le coche à Auxerre. Arrivé à Paris en mai 1773, j'entrai chez Me Martin, plus occupé à approprier la pharmacie qu'aux travaux du laboratoire ; aussi, je ne tardai pas à me dégoûter. Je cherchai des distractions avec des camarades, et, à la suite d'une bamboche qui dura trois jours, je m'engageai à Lucienne, près de la machine de Marly, où je fis la connaissance du fils du lieutenant-général La Morière, qui était capitaine dans le régiment où j'avais mes deux frères. Nous fûmes tous trois réunis dans la compagnie ; mais lorsque, au bout d'un an, ils eurent fini leur service, mon père acheta mon congé, et nous rejoignîmes ensemble la maison paternelle.

» Après m'être dépouillé de mes habits militaires, je partis pour Genève, pour occuper une place chez MM. Toye et Tingris, professeurs de chimie. Assez heureux pour arriver au commencement du cours, et attaché spécialement aux opérations du laboratoire, je réparai le temps perdu, et acquis bientôt les connaissances nécessaires pour soutenir un examen et me faire admettre à la maîtrise. J'étais dans l'intention de rester plus longtemps dans cette ville ; mais les dissensions qui se déclarèrent, au sujet de l'élection d'un syndic, me la firent quitter en 1780 ».

Après avoir acheté l'officine de Castan, il épousa quelques mois après (3 octobre 1780), Suzanne Chirol « la plus aimable comme la plus vertueuse des femmes » Il en eut quatorze enfants, mais huit seulement sont parvenus à l'âge d'homme.

Au milieu des soucis provoqués par cette nombreuse famille, le pharmacien n'oublia pas son art et s'ingénia à lui créer de nouvelles ressources. Par un excès de modestie qui fait son éloge, il ne parle point de ses recherches dans sa curieuse autobiographie ; mais les documents épars que nous avons recueillis témoignent de sa rare activité scientifique.

S'il se crée une distraction agréable en cultivant l'histoire naturelle et fondant un cabinet ornithologique (1), il poursuit ses études chimiques et s'occupe, à l'imitation de Scheele, de faire progresser cette science. Ses moyens de travail ont beau être médiocres, ses appareils ont beau être insuffisants, il supplée aux lacunes des uns et des autres par les ressources de son esprit et la persévérance de son labeur. Bref, il surmonte toutes les difficultés et acquiert, de bonne heure, la réputation méritée d'un homme savant et instruit dans cet art.

Plus favorisé que Lavoisier, dont il admirait les immortels travaux, cette réputation sauva la vie du citoyen et protégea les jours du catholique fervent et du royaliste convaincu. Appelé par le tribunal révolutionnaire, au moment où l'on dressait la liste des suspects, Fournier se rendit à cet appel en victime résignée. A son grand étonnement, il fut accueilli avec les marques de la plus vive déférence, et, après force salutations, reçut communication d'un pli ministériel par lequel il était nommé inspecteur des poudres et salpêtres dans le Bas-Languedoc. Il n'eut garde de refuser ; mais, tout en protestant de son indignité et de son zèle à servir la patrie, il fit valoir les motifs qui lui faisaient désirer un emploi moins nomade. Grâce à son protecteur inconnu, sa demande reçut satisfaction, et les fonctions d'inspecteur furent échangées contre celles de directeur de la salpêtrière créée à Nimes.

Cet emploi sédentaire offrait, il est vrai, moins d'avantages pécuniaires ; mais il permettait à Fournier de s'adonner en

(1) *Journal de Nismes*, t. II, p. 271. A la même époque, il avait fabriqué un chocolat purgatif et anti-syphilitique, dont l'annonce se trouve à la page 39 de ce volume.

toute liberté à ses travaux de prédilection. Que d'expériments n'a-t-il pas faits et refaits avant d'arriver à un résultat pratique ! Que d'essais n'a-t-il pas tentés avant d'atteindre à son idéal ! S'il a parfois échoué, parfois aussi sa ténacité a été couronnée du succès le plus complet.

L'Institut de santé, la Société de médecine, et surtout l'Académie du Gard, dont il était membre depuis sa reconstitution, ont été, dans maintes occasions, les confidents de ses travaux. Avec une simplicité qui n'était pas sans charmes, avec un abandon qui n'était pas sans chaleur communicative, il initiait ses confrères aux recherches entreprises, et leur faisait part des résultats obtenus.

Habitant un pays riche en vignobles, il se préoccupe avant tout d'utiliser le produit de la vigne, et cherche, pendant des années, à lui procurer le débouché qui lui fait alors défaut. Tout entier à cette pensée patriotique, il s'attache à perfectionner la distillation des vins; il invente un alcoolomètre, et enfin, pour parer aux inconvénients du blocus continental, il traite le moût de raisin et en fabrique du sirop et du sucre (1). A l'aide des ressources exiguës de son laboratoire, il produit dix mille kilogrammes de ce sucre, et obtient, pour ce fait, en 1811, de la munificence de l'empereur Napoléon, une récompense de SEIZE MILLE FRANCS (2).

Concurremment il fait de toutes pièces de la manne et du sel de Glauber ; il introduit dans le Gard la culture du ricin (3)

(1) *Nouvelles considérations sur la distillation des vins et eaux-de-vie.* (*Notice des travaux de l'Académie du Gard*, an XIII. 1804-1805, p. 9 et 10). *Alcoolomètre, appareil pour déterminer la quantité d'esprit d'un liquide* (*Académie du Gard*, 1807, p. 139-143). *Témoignage de la Société d'Emulation et de celle des Arts de Genève sur les avantages du spiritomètre de M. Fournier* (*Académie du Gard*, 1808, p. 163). *Observations sur la formation du sirop de raisins* (*Académie du Gard*, 1808, p. 131-135). *Echantillon de sucre concret extrait du raisin* (*Académie du Gard*, 1811, 1re partie, p. 14).

(2) *Rapport fait à S. Exc. le Ministre des Manufactures et du Commerce sur le concours proposé pour le perfectionnement des sirops de raisins.* Paris, 1813, de l'imprimerie impériale, p. 96.

(3) *Mémoire sur l'huile de ricin* (*Académie du Gard*, 1808, p. 122 à 134). *Bulletin de Pharmacie*, 1809, t. I, p. 282. 1814, t. VI, p. 354.

Rapport du Jury central sur les produits de l'industrie française exposés en 1834, par le baron Charles Dupin, t. III, p. 349.

et en obtient une huile plus épurée, etc., etc. Ces nouveaux objets d'étude ne lui font pas perdre de vue les *desiderata* présentés par le mode alors usité pour distiller les eaux-de-vie. Obsédé par cette pensée, il construit appareils sur appareils jusqu'à ce qu'il ait enfin trouvé celui qui, par une seule chauffe, donne le plus haut degré de concentration. Pour les distillateurs, cette découverte réalisait une économie de temps et de calorique ; pour l'inventeur, elle ouvrait le chemin de la fortune. Si les premiers ont été appelés à jouir du bienfait, le second a été moins favorisé. Trahi par son bailleur de fonds, il fut dépossédé des bénéfices de son invention et n'a jamais touché les primes qui lui avaient été promises.

Fournier se consola en philosophe chrétien de cette déconvenue. Pendant les longs jours qu'il lui fut donné de vivre encore, il n'eut pas une parole d'aigreur ni un mot d'amertume contre ceux qui s'étaient appropriés le fruit de ses veilles. Il n'avait jamais envié la fortune, mais, en bon père de famille, il regretta pour ses enfants la ruine de ses espérances.

La vie de ce chercheur infatigable prit fin le 25 juillet 1833. Une foule immense tint à honneur de l'accompagner à sa dernière demeure, car le savant était bon, serviable et généreux à l'excès.

Freboul François-Dominique. Fils de Jean-Baptiste, marchand, et de Louise Bertram, il était petit-fils de François Dominique, qui le tint au baptême. Elevé par son grand-père, il débuta sous ses auspices et lui succéda.

Il épousa ,le 18 mai 1769, Pierrette Huguet et en eut Elisabeth (5 mars 1771), Françoise (1777), etc., etc.

Georget Louis-Joseph. Fils d'Accurse, Mr apoth., et de Marguerite Boyer, il paraît être resté célibataire.

Il mourut à l'âge de 45 ans, le 4 août 1741.

Georget Honoré. Frère du précédent, il était né, le 7 novembre 1712, d'Anne Granier. Il épousa en premières noces (21 janvier 1738), Françoise Caire et en secondes noces (30 avril 1748), Madeleine Mitier. Il eut des enfants de l'une et de l'autre femme, et mourut à l'âge de 57 ans, le 7 novembre 1769.

Jarras Jean-Etienne. Originaire d'Aiguesmortes, il y fit son apprentissage chez Me Julien Sauvat. Reçu maître en 1781, il épousa, à Montpellier, Françoise-Catherine Pouzin. De cette union naquirent : Jean-Marie-Emmanuel (28 décembre 1782), qui succéda à son père ; Hugues-Stanislas (20 avril 1785), qui fut médecin en chef de l'Hôtel-Dieu ; César Auguste (13 avril 1786), qui mourut en bas âge.

Il avait son officine, rue de la Fruiterie.

Il mourut le 6 janvier 1818, à l'âge de 65 ans.

Prestreau Daniel. Originaire de Lunel, où son frère aîné François exerçait l'apothicairerie, il fut reçu en 1708. De son union avec Jeanne Blanchet, il eut, entre autres enfants ; Charles, qui mourut le 18 mars 1717 ; Jeanne, qui épousa, le 28 janvier 1733, Pierre Nicolas,

Vers 1725, il quitta Nimes pour aller exercer à Sommières ; mais, parvenu à un âge avancé, il revint auprès de sa fille et mourut, le 12 juillet 1755, dans sa soixante-quinzième année.

Rame Jacques. Né le 25 novembre 1683 de François Joseph, Me apoth., et de Louise Lausselle, il épousa, le 30 mars 1712, Marie Vérot, et en eut Henri (25 janvier 1715), Elisabeth, qui épousa, en 1733, L. Bousquet d'Uzès, Marie Anne (25 juin 1718), etc., etc. A la mort de sa femme, il se remaria à Louise Bastid et en eut, entre autres enfants, Joseph (2 juin 1732) ; Antoine (10 août 1734) ; Joseph (25 octobre 1737), Jean (21 février 1739), etc., etc.

Rame Joseph. Fils du précédent, il recueillit sa succession et épousa, le 9 juillet 1765, Françoise Catalan. Il en eut Joseph (15 mai 1766) ; Marguerite (22 février 1768) ; Marie (26 août 1771), Auguste.

Moins privilégié que son père, il mourut à l'âge de 38 ans, et fut inhumé, le 9 juillet 1774, dans l'église des Recollets.

En 1776, la veuve continuait à tenir boutique ouverte.

Razoux Simon. Né le 28 octobre 1691, de Pierre, Me apoth.,

il épousa, en 1717, Marguerite Daynac, fille d'Antoine, fondeur, et d'Anne Guérin. Elevé par son père, il débuta sous son égide et eut le bonheur de s'inspirer de ses conseils. Il mourut jeune encore et fut inhumé, le 5 mai 1739, dans la chapelle des Recollets.

Razoux Pierre. Fils aîné du précédent, il *avait servi chez son père et en d'autres boutiques* ; car, prenant son art au sérieux, il avait tenu à accroître la somme de ses connaissances. Reçu maître en 1746, il épousa, deux ans après (21 février), Marie, fille de J. Pellenc et de Marguerite Richard. Il en eut, entre autres enfants, Marguerite (13 mars 1750), Suzanne (16 avril 1752), qui, dix-huit ans plus tard, devint la femme de François Chas, procureur, Victoire-Louise (12 janvier 1753). Devenu veuf, il se remaria, le 7 mai 1754, à Marguerite Carles et en eut Françoise, baptisée le 22 février 1755 ; Claudine, le 31 mars 1756, Henriette, etc., etc.

Grâce à l'influence de son cousin germain, le célèbre docteur Razoux, il eut le privilège de la vente des eaux minérales.

Il mourut à l'âge de 66 ans et fut inhumé, le 16 janvier 1787, dans le caveau des Recollets. Il est, dans les mortuaires, le premier apothicaire qui soit qualifié *maître en pharmacie*. *Rerum novus nascitur ordo*.

Reboul Etienne. Marié à Jeanne Carles, belle-sœur du précédent, il avait, comme celui-ci, son officine dans la rue du Clocher, qui, après avoir été appelée rue Belle-Croix, est aujourd'hui la rue Saint-Castor. Il ne paraît pas avoir débuté à Nimes, car on n'a relevé, dans les baptistaires, que la naissance de deux filles (7 décembre 1769 — 12 février 1772). Il était l'apothicaire des Carmes et reçoit, en 1771, trente-trois livres pour médicaments fournis à ces religieux.

Le *Journal de Nismes*, pour l'année 1786, contient, à la page 52, des recettes pour les dames, et à la page 113, une étude chimique de l'eau publiées par ce pharmacien.

Reboul donna dans les idées de la Révolution et fut, en 1792, officier municipal. Le 14 août de cette année, un de ses petits-enfants fut baptisé par l'évêque constitutionnel Dumonchel.

Après avoir été administrateur des hospices, Reboul fut, en 1800, à la création de la Société de médecine du Gard, nommé membre honoraire de cette Compagnie.

Roubel Louis. Originaire de Ruffec, en Angoumois, il se trouvait depuis dix ans à Nimes et n'avait d'autre bien que son apothicairerie, lorsque, le 8 février 1706, il épousa Jeanne Bertram, fille de Charles, Me apothicaire, et veuve de Dom. de Pigmentel, officier du génie, tué au siège de Turin. Cette veuve, qui faisait un commerce considérable en bas de laine, se constitua en dot huit mille livres, se réservant ses autres biens comme libres et paraphernaux. Elle mourut en 1710, laissant une fille, Jeanne qui, vingt ans plus tard, reçut douze mille livres de dot, lors de son mariage avec François Pourrat, marchand de soie.

Roubel épouse ensuite, en secondes noces, Marie Guiraud (14 novembre 1715), et en troisièmes noces, Elisabeth Chabaud (18 mars 1749), dont il a, un an après, un fils nommé Jean. Enfin il meurt, le 21 avril 1760, à l'âge de 80 ans.

Sa succession donna lieu à un procès.

Quoique j'ai lu les mémoires relatifs à cette affaire, je m'abstiendrai d'initier le lecteur aux diverses imputations qu'ils renferment ; je me borne à dire que cet apothicaire, réputé richissime, avait, dans sa longue carrière, économisé tout au plus une quarantaine de mille livres. C'est là tout son avoir, et pourtant Roubel avait exercé cinquante ans la profession, et avait, au dire de son gendre, su bien placer ses économies.

Roubel Jean. Fils d'Isaac, Me apothicaire de Ruffec, il fut, à la mort de son père, recueilli par le précédent qui était son oncle. Il servit douze ans chez celui-ci et fut reçu maître en 1739. Il épousa Suzanne Frat, le 6 juin 1743, et en eut Louis-Paul (28 janvier 1744), Jeanne (1746), etc., etc. Marié en secondes noces à Claudine Mathieu, il en eut Jean (16 février 1758), Suzanne, etc., etc.

Il mourut le 13 décembre 1770, à l'âge de 60 ans. D'après l'*Etat de la médecine*, sa veuve tenait, en 1776, l'officine ouverte.

Salaville Jean-César. Né le 24 avril 17[illegible]4, de Jacques, bourgeois, et de Suzanne Pezet, il fit son apprentissage chez Roubel, Barbut et Cauvin, et fut reçu maître en 1767. Le 3 mai 1768, il épousa Marguerite Lagagnier, fille d'un fabricant de bas. Il en eut Barthélemy (26 octobre 1769), Marguerite-Françoise (1er novembre 1770). Il dut quitter la ville quelque temps après ; ce qu'il y a de certain, c'est qu'il n'est plus parlé de lui.

Verdier Jacques. Originaire de Sommière, il parait s'y être marié et y avoir tout d'abord exercé son art. Reçu maître à Nimes, en 1778, il avait son officine rue de la Place. Avec sa femme, Marianne Laurens, il présente au baptême, en 1782, une fille de Fr.-E. Meynier, seigneur de Salinelles. Enfin, en 1789, il marie sa fille aînée à un avocat natif de Saint-Jean-de-Gardonnenque.

Verjac Joseph. On n'a pas relevé sur lui grands renseignements ; on sait seulement qu'en 1789, il était doyen de la Compagnie et avait son officine rue de l'Ancien-Hôtel-de-Ville. Suivant toute vraisemblance, il était resté célibataire, ou du moins n'avait pas eu d'enfant. Il avait prêté, en 1773, mille livres à la Communauté des chirurgiens, et avait eu, en 1776, la naïveté d'écrire à Dionis ce qu'il pensait du fameux charlatan Cipriotty.

Vigouroux Leonard. Fils d'un Me apothicaire de Bernis, il épousa, le 11 octobre 1700, Marie Anglejan, dont l'oncle paternel était conseiller du Roy et maire perpétuel de Milhaud. Il en eut plusieurs enfants, et maria Suzanne à un maître perruquier (4 mars 1737). Il fut consul en 1713 et se retira de bonne heure de l'apothicairerie. Il mourut le 30 décembre 1753, âgé de 72 ans. Il habitait l'*Ile de Me Boschier*.

Vigouroux Simon-Pierre. Epoux d'Anne Clari, il en eut, le 6 juillet 1724, Léonard, dont le précédent fut parrain.

Vigouroux Jacques. Frère du précédent, il était, comme celui-ci, originaire de Bernis. Reçu en 1740, il renonça de bonne heure à l'apothicairerie et mourut fabricant de bas.

Villebois Matthieu. Originaire de Saint-Gilles, il fut reçu

à la fin de 1781. De son mariage avec Marie Aguier, fille d'un Me apothicaire, il eut Jean-Antoine (26 mars 1783), Louis-César (3 février 1784), Olympe-Elisabeth (1er avril 1785), Clotilde (30 décembre 1786), Isidore (17 janvier 1790). Il avait son officine rue de la Fruiterie. S'il n'avait pas grande science, Villebois ne manquait pas de savoir-faire. Il avait inventé une *poudre* et avait eu l'habileté de la faire recommander par les médecins et chirurgiens nimois de l'époque.

(Extrait des *Mémoires de l'Académie de Nimes,* année 1879).

TABLE DES MATIÈRES

PIÈCES JUSTIFICATIVES.

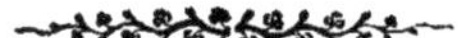

Nimes.— Imprimerie Clavel-Ballivet et Cie, rue Pradier, 12.

50

www.ingramcontent.com/pod-product-compliance
Ingram Content Group UK Ltd.
Pitfield, Milton Keynes, MK11 3LW, UK
UKHW021145260726
13994UKWH00001B/301

9 782329 339733